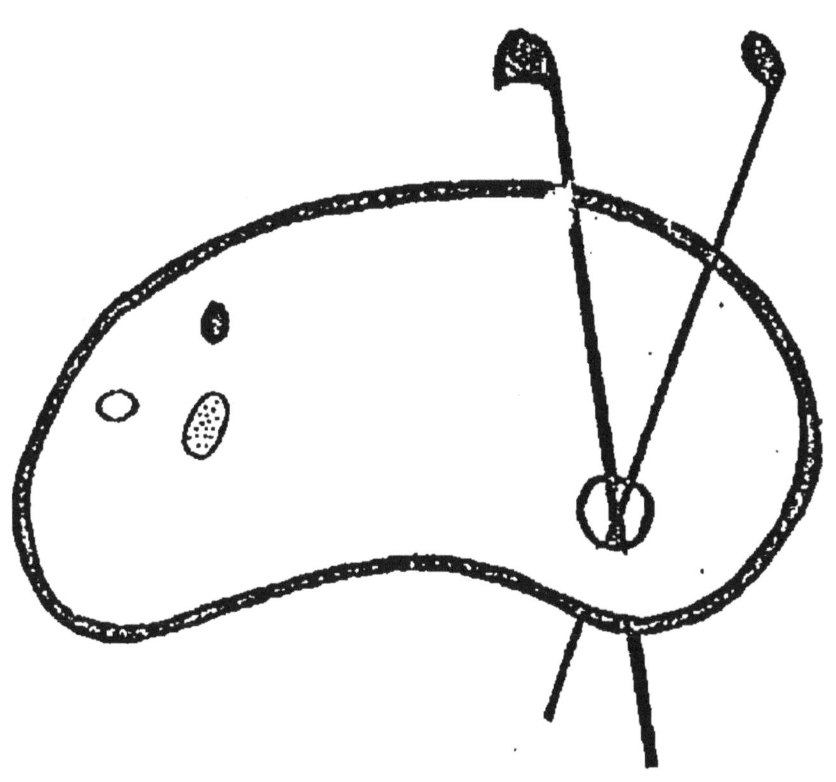

DEBUT D'UNE SERIE DE DOCUMENTS
EN COULEUR

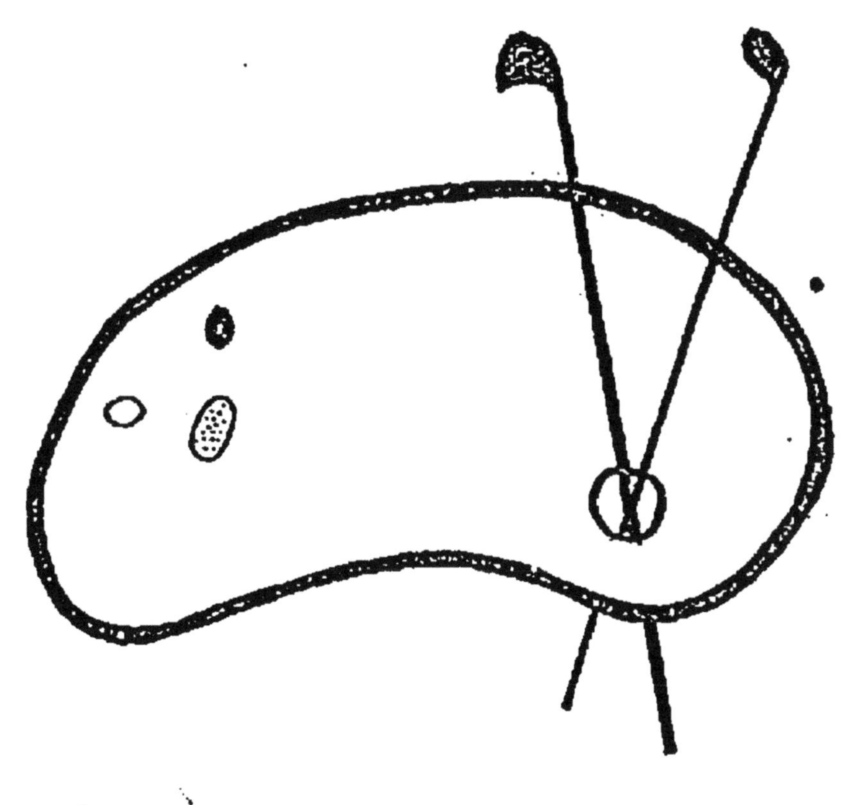

FIN D'UNE SERIE DE DOCUMENTS
EN COULEUR

NOTIONS ÉLÉMENTAIRES

D'HYGIÈNE

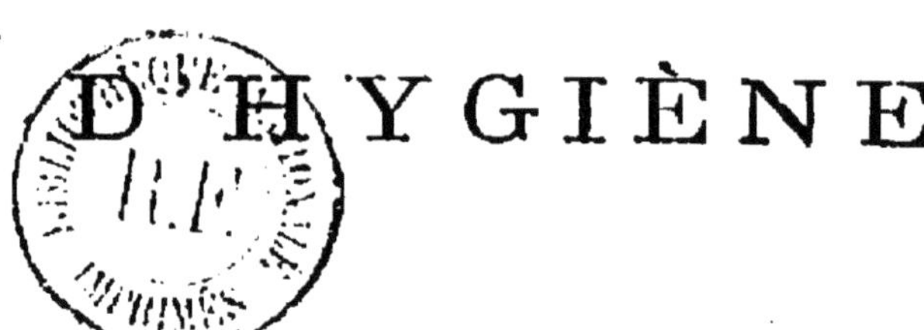

DU MÊME AUTEUR

Contribution à l'étude du prolapsus de l'utérus gravide. Thèse pour le Doctorat. Paris, 1890.

Mesures à prendre contre la tuberculose pulmonaire hospitalière. (*Bulletin médical*, 1896).

L'hygiène de la bouche dans les collèges (*Revue d'hygiène*, 1897).

Les sanatoriums et le traitement des tuberculeux indigents (*Bulletin médical*, 1898).

Le mariage des pauvres (*Revue philanthropique*, 1899).

Rapport au Conseil supérieur de l'Assistance publique sur le programme de l'enseignement du personnel secondaire des hôpitaux (*Travaux du Conseil Supérieur*, 1899).

NOTIONS ÉLÉMENTAIRES

D'HYGIÈNE

PAR

Le Docteur Paul FAIVRE
Attaché au service de l'Hygiène au Ministère de l'Intérieur
Secrétaire du Conseil supérieur de l'Assistance publique

Préface

De M. le Docteur HENRI NAPIAS
Membre de l'Académie de Médecine,
Directeur de l'Administration Générale de l'Assistance Publique, etc.

Avec figures intercalées dans le texte

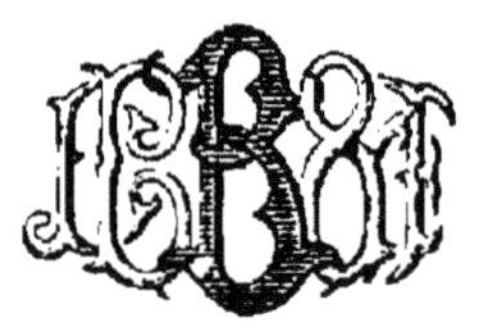

PARIS
LIBRAIRIE J.-B. BAILLIÈRE ET FILS
19, RUE HAUTEFEUILLE, 19

1899

A. M. LE DR FAIVRE

Mon cher ami,

Vous souvenez-vous d'une anecdote qu'on raconte de je ne sais plus quel prince d'une toute petite principauté, lequel avait entrepris de faire le recensement des divers métiers exercés par ses sujets dans ses états?

Ce prince, à une époque déjà reculée, se montrait statisticien et démographe à peu de frais, car on pouvait parcourir son empire et dénombrer ses habitants entre messe et vêpres, — pour faire sans se presser. Mais, comme il appartient aujourd'hui à la légende, rien n'empêche de hausser ce personnage au rang de précurseur et d'affirmer qu'il posa, devant la postérité, la première pierre des édifices démographiques qui illustrent les noms de nos amis Bertillon à Paris, Bodio à Rome, Korosi à Budapesth, sans parler de beaucoup d'autres que je n'ai pas en moindre estime, bien que leurs noms ne tombent pas de présent sous ma plume.

Ce prince avait un bouffon ; — c'était alors l'usage et cette constatation du passé ne saurait être exclusive du présent, — mais un bouffon selon la formule ancienne, portant effrontément bosse sur le dos et marotte au poing et s'en fiant à ces attributs du soin d'excuser son libre parler et ses pensées folles.

Sans doute ce bouffon ne songeait pas à se mêler d'une affaire administrative aussi grave qu'un recensement, mais peut-être qu'il se croyait le droit de s'y intéresser comme citoyen et c'est pourquoi il affirmait, a priori, que la profession la plus répandue était celle de médecin; ne demandant d'ailleurs que vingt-quatre heures pour administrer la preuve, comme on disait alors dans le langage juridique du pays.

Même il était si sûr de son fait qu'il offrit de gager contre son maître, lequel y consentit volontiers, se mettant ainsi sur le pied d'une égalité qu'il n'aurait tolérée d'aucun autre que d'un fou : soit qu'il pensât qu'un pari dans de telles conditions ne tirait point à conséquence; soit que, précurseur en philosophie autant qu'en démographie, il eût pressenti déjà ce que La Rochefoucauld devait écrire plus tard : qu'en réalité tous les hommes sont fous et que, si quelqu'un paraît sage, c'est seulement parce que ses folies sont proportionnées à son âge ou à sa fortune.

Le lendemain donc le bouffon s'affubla le visage d'un foulard bien capitonné d'ouate et prit l'air contrit et l'attitude douloureuse de qui a la mâle rage de dents; puis il alla par la ville et faubourgs, accosté par tous les gens qu'il rencontrait et qui, de plain pied, dès qu'ils savaient son mal, lui indiquaient un remède infaillible et radical que le bouffon, consciencieux, notait sur un gros registre dont il s'était muni avant que de commencer sa tournée. — Je ne dirai pas de quels remèdes étranges il recueillit ainsi la prescription au passage ni de quelles formules fantaisistes se remplit le registre qu'il portait ; il faudrait trop de temps pour dire cette histoire, en tirant toutes les conséquences qu'un formulaire ainsi rédigé pouvait avoir sur la vie humaine en général et sur celle des bouffons en particulier. Le fait est que chacun donna son remède et contribua à cette pharmacopée ; en semblable manière qu'aux noces des gens de village chacun dit sa chanson et fait sa partie d'un concert rustique dont aucun, parmi les exécutants, ne sait une note de musique ni la mesure qui convient.

C'est pourquoi, vers le soir, le bouffon rentrait triomphant, constatant que dans la principauté tout le monde, sans exception de sexe et sans faire exception d'âge que pour les jeunes enfants, pratiquait la médecine aux dépens de qui voulait ; — et il arrivait devant le prince pour lui dire le résultat de son enquête; mais, comme il avait oublié d'ôter sa mentonnière, celui-ci dès qu'il l'aperçut lui dit avec un amical intérêt : « Ah ! pauvre « bouffon, tu as mal aux dents? viens ça que « je t'indique un remède qui sûrement te « guérira. »

Ainsi le bouffon gagna la gageure; sa statistique était plus complète qu'il ne l'avait espéré d'abord et c'est chose rare qu'un tel résultat.

Mais si cette histoire nous montre que chacun se pique volontiers de médecine, combien serait-elle plus décisive et probante encore s'il s'agissait d'hygiène! S'il faut, — comme on daigne encore penser, — quelques lumières pour être médecin, à quoi sert-il en hygiène d'avoir autre chose que du bon sens? Voilà une science tôt apprise! Or le bon sens, en matière d'hygiène, si nous nous en fions à lui, nous recommande surtout comme utile et sain cela surtout que nous aimons. Ce sont les hygiénistes de cette école qui ont inventé l'*absinthe hygiénique* qui est au moins le plus étrange accouplement de mots qu'on puisse imaginer.

Comment ne pas voir en tous cas, dans cette tendance de chacun à s'occuper de médecine et d'hygiène, cette pensée populaire, — et vraie d'ailleurs, — qu'il n'est richesse que de santé et que ce n'est pas le physique seulement, mais le moral lui-même, qui relèvent du fonctionnement régulier de nos organes :

> Bonne ou mauvaise santé
> Font votre philosophie.

C'est beaucoup de choses justes et sensées dites par ces deux vers médiocres de Chaulieu.

Vous avez voulu, mon cher Faivre, apporter à la vulgarisation de l'hygiène votre contingent de science très avisée, dans une forme à la fois précise et élémentaire. Évitant les mots techniques qui sont bons pour des savants discutant entre eux et qui, bien qu'on en dise, simplifient leurs discussions, vous avez voulu mettre à la portée du public les notions qui sont devenues, avec les travaux des hygiénistes contemporains et surtout après les découvertes de notre grand Pasteur, des notions certaines et vraiment scientifiques.

Je crois que vous y avez réussi; et je suppose volontiers que J.-J. Rousseau, qui disait que l'hygiène est moins une science qu'une vertu, comprendrait aujourd'hui que c'est surtout une science et que la vertu ne saurait se mal trouver de ses enseignements.

Beaucoup d'autres avant vous ont essayé de vulgariser ces notions utiles et quelques-uns y ont réussi déjà. D'autres viendront plus tard qui feront aussi bien pour la science de leur temps. Il suffit, pour le présent, qu'un tel livre sur l'hygiène soit très au courant des faits; qu'il sache les exposer aux lecteurs les moins préparés; qu'il leur donne surtout, avec de bons conseils, le désir de les suivre Je crois voir que votre livre répond à toutes ces conditions. Je lui souhaite le succès qu'il mérite et dont je serai un peu fier pour mon compte, puisque vous voulez bien m'appeler votre maître. — Je suis, en tous cas et bien cordialement, votre ami.

Dr Henri Napias.

NOTIONS ÉLÉMENTAIRES D'HYGIÈNE

INTRODUCTION

Ce petit livre est destiné à la vulgarisation des notions élémentaires de l'hygiène.

Afin de rendre ces notions intelligibles pour tout le monde, nous nous sommes efforcé de les présenter sous une forme simple et pratique ; nous avons écarté les considérations qui ne nous ont pas semblé indispensables et évité avec soin l'emploi des termes techniques.

Nous aurions pu simplifier davantage encore et nous borner à faire connaître les mesures que l'hygiène ordonne, sans indiquer auparavant les raisons qui les motivent. Il nous a paru que cette façon de procéder était peu digne du sujet traité et peu profitable pour le lecteur.

L'hygiène n'est pas une collection de connaissances empiriques : elle constitue, aujourd'hui surtout, une science à laquelle toutes les autres apportent leur tribut, et son enseignement, quels que soient ceux à qui il s'adresse, doit être rationnel. C'est donc au raisonnement qu'il importe avant tout de faire appel afin de graver plus profondément dans l'esprit les prescriptions dont on a d'abord démontré l'utilité.

Aussi avons-nous placé au début de ce travail quelques indications très sommaires sur les microbes. Comprendre leur rôle dans la nature et leur influence sur la production de la plupart des maladies, savoir les moyens de neutraliser leur action, c'est connaître l'hygiène dont toutes les pratiques sont autant d'armes mises à notre disposition pour la lutte incessante que nous avons à soutenir contre ces organismes malfaisants.

Nous avons ensuite passé en revue les milieux où les microbes se rencontrent, l'air, le sol, l'eau, et indiqué, en nous plaçant toujours au point de vue individuel, les conditions qui doivent présider à l'alimentation, à l'habitation, au vêtement, aux soins du corps et aux exercices physiques.

Cependant, si élémentaires qu'elles soient, ces notions d'hygiène sont peut-être un peu au-dessus de la portée des enfants que leur légèreté naturelle empêche de s'appesantir sur des questions dont l'étude suppose une certaine maturité.

C'est aux maîtres qu'il appartient de leur inculquer, en les commentant, celles de ces notions qui leur paraîtront les plus faciles à saisir et les plus utiles à posséder.

L'idée de ce travail nous a été donnée par M. le docteur Napias, dont la compétence en matière d'hygiène n'a d'égale que son zèle à en répandre les enseignements. Si ce livre peut rendre quelques services, M. Napias aura une fois de plus contribué à propager des connaissances utiles.

CHAPITRE PREMIER

L'HYGIÈNE

L'hygiène a pour objet la conservation de la santé de l'homme et l'amélioration de sa race.

Ce n'est pas une science nouvelle : de tout temps les gens éclairés se sont préoccupés de rechercher, et d'enseigner à leurs concitoyens les moyens de les préserver de la maladie et de prolonger leur existence. Moïse avait tracé au peuple hébreux des prescriptions sévères que la Bible nous a conservées. Mahomet a imposé aux Musulmans des règles en rapport avec le climat chaud des pays qu'ils habitent : telle, l'interdiction de faire usage de boissons fermentées.

Mais tout en augmentant de jour en jour, les connaissances en hygiène n'ont été longtemps, pour la plupart, que le résultat de l'expérience; on ignorait les causes véritables des faits constatés. Depuis quelques années, les travaux des savants et en particulier la découverte des microbes ont permis de comprendre comment se produisent un grand nombre de maladies et ont appris à les éviter.

L'hygiène qui enseigne tout cela est donc une science utile entre toutes; son étude est pleine d'intérêt et l'instruction plus répandue aujourd'hui permet à tous ceux qui en ont le désir de l'aborder avec fruit.

Mais il ne suffit pas de connaître les règles de l'hygiène; il faut avoir la sagesse de les appliquer pour bénéficier des avantages qu'elle procure.

CHAPITRE II

LES MICROBES ET LES MALADIES ÉVITABLES

Les microbes. Pasteur. — Les microbes sont des êtres vivants (1) infiniment petits, qui ne sont visibles qu'à l'aide d'instruments spéciaux, doués d'un pouvoir de grossissement énorme (fig. 1).

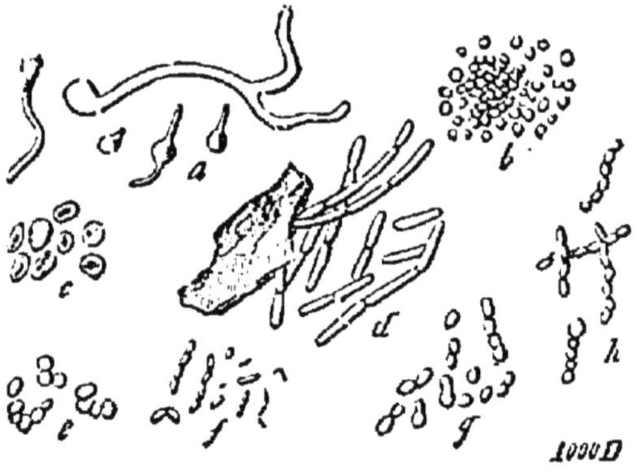

Fig. 1. — Microbes.

Répandus par milliers dans l'air, dans le sol et dans l'eau, ils sont la cause de la plupart des

(1) Les microbes sont, pour la plupart, des végétaux tout à fait rudimentaires.

transformations qui se produisent autour de nous et en nous.

Ainsi, en se développant sur le raisin, lorsqu'il est mis en cuve après la vendange, certains microbes déterminent la fermentation nécessaire à la préparation du vin : ceux-là ont une action utile. D'autres s'introduisent dans notre corps et, s'y multipliant, causent nos maladies : ils ont une action nuisible.

Nous voyons par ces exemples qu'il y a de *bons* et de *mauvais microbes*. Nous ne nous occuperons que de ces derniers afin d'apprendre à nous défendre contre eux.

C'est un grand savant français, Pasteur, une des gloires de notre pays, qui a montré le rôle considérable que les microbes jouent dans la nature.

Ses admirables travaux, continués par ses élèves, ont été le point de départ de connaissances utiles à la conservation de la santé de l'homme et profitables aussi à l'agriculture et à l'industrie. Aujourd'hui, grâce à ses découvertes et à l'impulsion donnée par lui, de nombreux savants poursuivent, tant en France qu'à l'étranger, des études fécondes.

Introduction des microbes dans le corps humain. — Les microbes qui engendrent les maladies peuvent être introduits dans notre corps avec l'air que nous respirons, les liquides que nous buvons, les substances dont nous faisons notre nourriture. Les blessures et les plaies sont fréquemment aussi pour eux une porte d'entrée. Nous sommes donc exposés à cet égard à un perpétuel danger.

Toutefois, ce danger n'est pas aussi grand qu'il peut le paraître parce que nous connaissons les moyens de le conjurer. Ces moyens consistent à respirer un air pur, à ne boire et à ne manger que des aliments sains, à fuir les contacts dangereux, à éviter en un mot tout ce qui peut faciliter l'introduction des microbes dans l'organisme. Nous verrons, en avançant dans l'étude de l'hygiène, comment il est possible de réaliser ces diverses conditions.

Défense du corps humain contre les microbes. — Quelque singulière que doive paraître cette assertion, on peut dire qu'une des meilleures conditions pour résister aux microbes, c'est de se bien porter.

Lorsque nous sommes en bonne santé, les microbes ne parviennent pas facilement à vivre et à se multiplier dans notre corps; ils sont tués par les humeurs que celui-ci secrète. Mais si notre santé subit une atteinte quelconque, si nous prenons froid, si nous nous fatiguons à l'excès, si nous mangeons ou buvons d'une façon déraisonnable, le fonctionnement de nos organes s'altère et nos forces diminuent. Que des microbes s'introduisent alors en nous, nous ne pourrons plus leur opposer la même résistance et ils provoqueront la maladie qu'ils auraient été, dans d'autres circonstances, impuissants à produire.

De même qu'une graine ne peut germer et donner naissance à une plante que si elle tombe dans un terrain favorable à son développement, de même la plupart des microbes ne peuvent exercer sur nous leur action malfaisante que s'ils trouvent en notre corps un terrain préparé à les recevoir.

Conservation des microbes. — Malgré leur extrême petitesse, les microbes sont très résistants. Ils peuvent se conserver pendant plusieurs années, jusqu'au moment où ils trouvent, comme nous venons de le dire, un terrain favorable à leur développement, tel que le corps humain affaibli par le froid, la fatigue, les privations ou les excès.

Les microbes se conservent surtout dans l'air, mélangés aux poussières ou attachés aux objets. Ainsi ceux de la rougeole, de la variole, de la diphtérie, demeurent souvent dans les plis des vêtements.

Quelques espèces peuvent continuer à vivre dans le sol. C'est le cas du microbe de la maladie si dangereuse appelée *charbon* qui cause souvent la mort des moutons et des bœufs; il peut, sans être détruit, rester longtemps dans la terre où ces animaux ont été enfouis, et transmettre ensuite la maladie à l'homme.

D'autres microbes, comme ceux de la fièvre typhoïde, de la dysenterie et du choléra, se conservent parfaitement dans l'eau.

Le froid empêche la multiplication des microbes mais il ne les tue pas. Ainsi le microbe de la fièvre typhoïde reste emprisonné dans la glace sans rien perdre de ses propriétés nuisibles. Il est donc dangereux de consommer la glace recueillie pendant l'hiver sur les étangs malpropres, et il faut lui préférer celle qui est fabriquée artificiellement avec de l'eau pure.

Destruction des microbes par la chaleur. Etuves à désinfection. — Si les microbes se conservent en dépit du froid et de l'humidité, ils ne résistent pas à la lumière, ni à certaines substances chimiques auxquelles on donne le nom d'*antiseptiques*. La destruction complète des microbes s'appelle *désinfection*.

Le soleil, dont les rayons nous apportent à la fois la chaleur et la lumière, est un grand destructeur de microbes. C'est pourquoi les maisons les plus hygiéniques sont celles où la lumière pénètre largement par de nombreuses fenêtres et où l'air fréquemment renouvelé entraîne au dehors les germes nuisibles.

Plus la température est élevée et plus la destruction des microbes est certaine. Toutefois la température de 100 degrés, qui est celle de l'eau bouillante, est à peu près suffisante pour tuer la plupart des microbes.

On peut procéder de plusieurs manières à la désinfection par la chaleur :

Quand les objets n'ont aucune valeur, le moyen

le plus simple est de les brûler. C'est ce que l'on fait pour les paillasses sur lesquelles ont couché des personnes atteintes de maladies contagieuses.

S'il s'agit de linges, d'objets de métal ou de porcelaine, tels que des ustensiles de cuisine, on peut les mettre dans l'eau bouillante et les y maintenir pendant une heure. Il est bon d'ajouter à

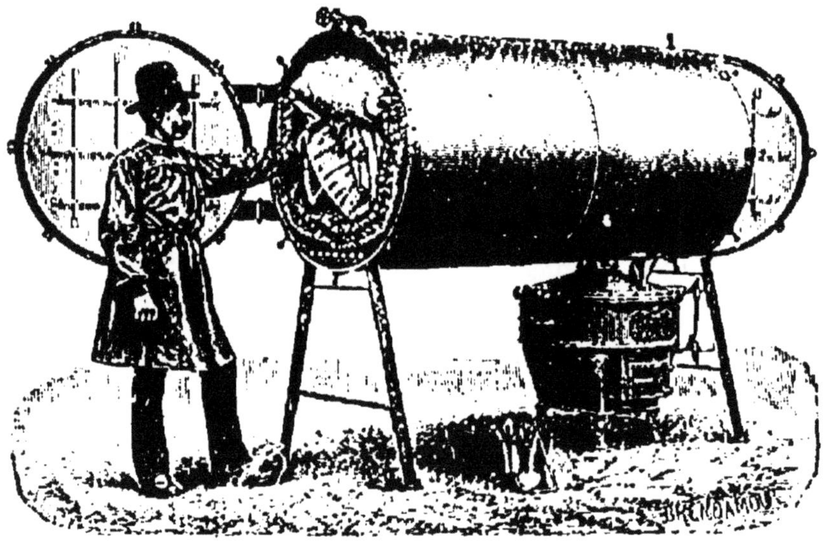

Fig. 2. — Étuve à désinfection.

l'eau une poignée de sel de cuisine, ce qui lui permet d'atteindre une température plus élevée.

Pour les vêtements, la literie, on emploie de préférence les étuves à désinfection.

Les étuves sont de grands cylindres métalliques dans lesquels on place les objets à désinfecter et que l'on ferme ensuite hermétiquement (fig. 2). On y fait alors pénétrer de la vapeur d'eau et on obtient ainsi une température humide et très élevée à laquelle aucun microbe ne résiste.

L'étuve est donc le meilleur des moyens de désinfection, notamment pour les matelas et les vêtements; cependant certains objets, comme les cuirs, ne peuvent y être introduits sans être détériorés. Il ne faut pas non plus mettre à l'étuve sans les avoir sommairement nettoyés avec un liquide antiseptique, les linges ou les tissus tachés de sang et de pus; les taches deviennent indélébiles.

Le prix des étuves est élevé et leur fonctionnement exige la présence de personnes expérimentées ; chaque commune ne peut en avoir une, mais l'État, quelques départements et un certain nombre de villes possèdent des étuves mobiles (fig. 3) et, lorsqu'une épidémie éclate dans une localité, on y envoie un de ces appareils qui rend les plus grands services.

A défaut d'étuves, on peut utiliser les fours des boulangers, bien que leur chaleur sèche ait moins d'action sur les microbes que la chaleur humide.

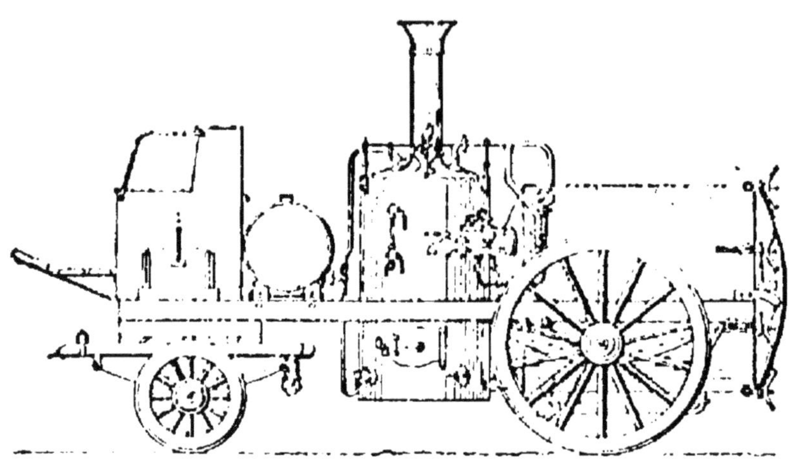

Fig. 3. — Etuve locomobile.

Destruction des microbes par les antiseptiques liquides. — Pour les objets qui ne peuvent être désinfectés par la chaleur, on se sert des *antiseptiques*. Ils sont employés, les uns à l'état liquide, les autres à l'état gazeux.

Les principaux antiseptiques employés *à l'état liquide* sont le sublimé, l'acide phénique, le crésyl, le formol, l'acide borique, le sulfate de cuivre, l'eau de javel, le lait de chaux, la lessive et le savon.

Le *sublimé* est le plus usité des antiseptiques. On en fait dissoudre 1 gramme par litre d'eau et on y ajoute 10 grammes de sel marin. Cette solution doit être employée de suite ; au bout de quelques jours, elle perd ses propriétés. Comme le sublimé *attaque les métaux*, on la met dans une bouteille, un vase de faïence ou de porcelaine, ou dans un seau en bois.

Le sublimé étant un *poison violent*, il faut le manier avec précaution. Sa vente n'est pas libre. Il est bon, pour éviter toute erreur, de colorer la solution de sublimé avec du bleu d'indigo.

L'acide phénique est un bon antiseptique mais, en raison de son prix élevé, on l'utilise peu pour la désinfection des objets. On l'emploie en ajoutant à un litre d'eau bouillie, soit 20 grammes d'acide phénique (solution faible pour le lavage des mains), soit 50 grammes (solution forte pour la désinfection des objets).

Le *crésyl*, qui est une substance de même nature que l'acide phénique, lui est préféré parce qu'il est moins cher. Il a l'avantage de faire disparaître les mauvaises odeurs en même temps que les microbes, mais il présente l'inconvénient de tacher en jaune le linge et les étoffes. On l'emploie à la dose de 50 gr. pour 1 litre d'eau.

Le *Formol* s'emploie surtout à l'état gazeux; cependant on l'utilise aussi à l'état liquide à la dose de 10 gr. par litre d'eau, ou mieux de 20 gr. de la solution vendue dans le commerce.

L'*acide borique* est un antiseptique infiniment moins énergique que les précédents, mais qui peut être utilisé avec avantage pour la désinfection de la bouche, du nez, etc. Il se présente sous la forme d'une poudre blanche dont on fait dissoudre 2 cuillerées à bouche dans 1 litre d'eau bouillie, tiède.

Le *sulfate de cuivre* est utilisé aussi par l'agriculture pour combattre les maladies de la vigne. Comme il détériore les étoffes et les objets délicats, il est employé de préférence pour la désinfection des vases, des matières fécales et des fosses d'aisances. On fait dissoudre 500 grammes de sulfate de cuivre dans 10 litres d'eau. Il est peu coûteux.

L'*eau de Javel* est un mélange de sel de cuisine et d'hyperchlorate de soude. Pour le lavage du sol, on y ajoute cinq fois son volume d'eau ; pour le lavage du linge, on y ajoute quinze fois son volume.

Elle est beaucoup plus active lorsqu'elle est chaude.

Le *lait de chaux* s'emploie surtout pour blanchir les murailles qui sont en même temps désinfectées. On peut également s'en servir pour la désinfection des matières fécales, des fumiers, etc.

On prépare le lait de chaux en arrosant lentement de la chaux avec la moitié de son poids d'eau. On obtient ainsi une poudre que l'on peut conserver pendant quelques jours dans un récipient bien bouché, placé dans un endroit sec. Au moment de s'en servir, on la délaye dans la proportion d'un kilogramme de poudre pour 5 litres d'eau. Cette solution doit être employée immédiatement.

La *lessive* est désinfectante en raison du carbonate de soude ou de potasse que l'on y met et que contiennent aussi les cendres de bois dont on se sert dans les campagnes. La lessive agit également beaucoup par sa chaleur. Son action prolongée détruit la plupart des microbes.

Les *savons* qui renferment de la soude ou de la potasse (savon noir) sont aussi des désinfectants.

Destruction des microbes par les antiseptiques gazeux. — Les principaux antiseptiques gazeux sont les *vapeurs de formol* et l'*acide sulfureux*. Leur action sur les microbes n'est pas aussi certaine que celle de la chaleur ou des antiseptiques liquides, parce qu'ils ne pénètrent pas les objets et agissent seulement sur les germes déposés à leur surface. Aussi doit-on les utiliser surtout pour la désinfection des murs et des meubles. Pour le linge, les vêtements et la literie, il faut leur préférer l'étuve ou les antiseptiques liquides.

Lorsqu'on veut faire usage des antiseptiques gazeux, on doit boucher avec le plus grand soin les fentes des fenêtres et des portes afin que les gaz ne puissent s'échapper, et laisser leur action se prolonger pendant 24 ou mieux pendant 48 heures.

La désinfection par le *formol* se fait en plaçant sur un réchaud un plat contenant une solution liquide qui bout longtemps en dégageant des vapeurs chargées de cette substance ; mais il existe des appareils spéciaux dont l'emploi est de beaucoup préférable.

L'*acide sulfureux* est moins actif et ne doit être employé qu'en l'absence d'un désinfectant meilleur; il détériore les objets métalliques, les dorures, les étoffes de couleur, etc.

Pour produire l'acide sulfureux on place dans des vases de terre ou de fer, déposés eux-mêmes sur une substance incombustible, à cause du danger d'incendie, du soufre en canon ou de la fleur de soufre, à la dose de 60 gr. par mètre cube; on l'arrose avec de l'alcool et on y met le feu. Il est bon de mouiller auparavant le plancher afin de rendre l'atmosphère humide.

Les vapeurs de formol et l'acide sulfureux sont très irritants.

Pratique de la désinfection. — Depuis quelques années, on a organisé dans les grandes villes des services de désinfection.

Quand une personne est atteinte d'une maladie contagieuse, des agents spéciaux viennent tous les deux ou trois jours chercher le linge dont elle se sert, le mettent dans des sacs pour ne pas disséminer les microbes sur leur passage, et l'emportent à l'étuve où il est désinfecté. A la fin de la maladie, les matelas et les couvertures sont également passés à l'étuve. Quant à l'appartement, les désinfecteurs détruisent, le plus souvent au moyen de pulvérisations de sublimé, les germes qui y sont restés.

Des services de ce genre ne peuvent être organisés que dans les villes. Dans les petites localités et dans les campagnes, la désinfection doit être effectuée sous la direction du médecin et à l'aide des ressources dont on dispose, *mais quelque faibles que soient ces ressources, la désinfection est toujours possible à la condition de savoir les utiliser.*

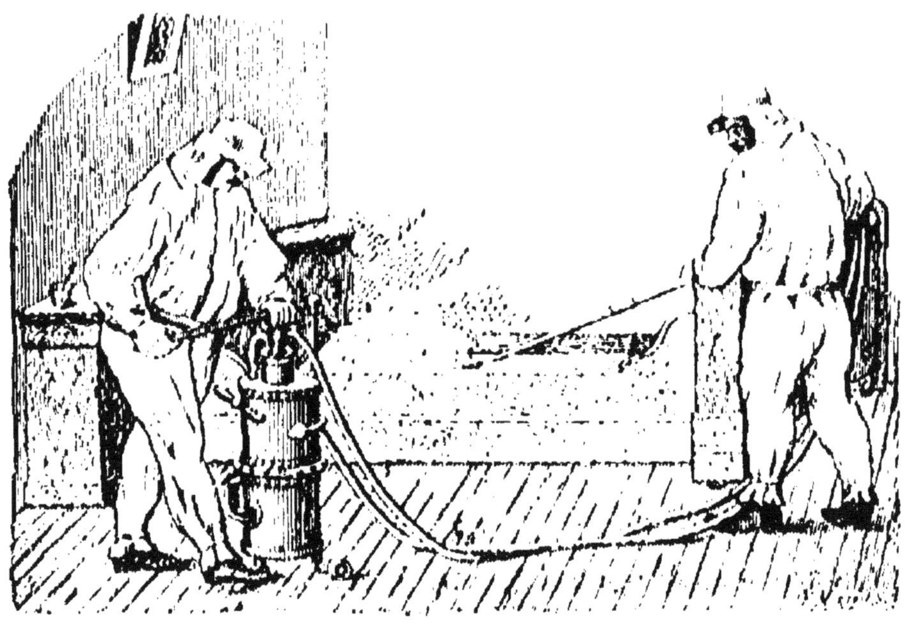

Fig. 4. — Désinfecteurs en fonctions (A. J. Martin).

Nous résumons dans le tableau ci-après les principaux procédés de désinfection à employer dans chaque cas, en commençant par ceux auxquels on doit donner la préférence :

Désinfection de la bouche, du nez, etc. — Lavage avec solution d'acide borique (2 cuillerées à bouche pour 1 litre d'eau bouillie).

Désinfection des mains. — Lavage avec solution de sublimé (1 gr. par litre d'eau) ; — d'acide phénique (20 gr. par litre d'eau) ; — Eau chaude et savon.

Désinfection du linge. — Étuve ; — Plonger le linge pendant 3 heures dans une solution de sublimé (1 gr. par litre d'eau) ; — Lessive bouillante (action prolongée).

Désinfection des couvertures. — Étuve ; — Les plonger pendant 6 heures dans une solution de sublimé (1 gr. par litre d'eau) ; — Lessive bouillante (action prolongée).

Désinfection des matelas. — Étuve ; — Sinon les défaire, désinfecter la toile comme un linge ordinaire, diviser la laine ou le crin animal et les placer dans un baquet contenant une solution de sublimé (1 gr. par litre d'eau) ; les y laisser pendant 12 heures ; — Lessive bouillante ; — Sécher ensuite la laine ou le crin au soleil.

Désinfection des traversins et oreillers. — Étuve ; — Four de boulanger ; — Sinon les défaire, désinfecter la toile comme un linge ordinaire ; mettre la plume pendant une heure dans une solution de sublimé (1 gr. par litre d'eau) et la faire sécher au soleil.

Désinfection des vêtements. — Étuve ; — Les plonger pendant 6 heures dans une solution de sublimé (1 gr. par litre d'eau).

Désinfection des chaussures. — Lavage au sublimé (1 gr. par litre d'eau) ; — au crésyl (50 gr. par litre d'eau) ; (ne jamais les mettre dans l'étuve).

Désinfection des livres et des jouets. — Les brûler s'ils sont sans valeur; sinon les exposer aux vapeurs de formol ou d'acide sulfureux.

Désinfection des tapis. — Étuve ; — Les arroser alternativement sur les deux faces, au moyen d'une pomme d'arrosoir, avec une solution de sublimé (1 gr. par litre d'eau).

Désinfection des meubles. — Essuyer le bois et l'étoffe avec un linge trempé dans une solution de sublimé (1 gr. par litre d'eau); — Vapeurs de formol ; — Acide sulfureux.

Désinfection des planchers (particulièrement nécessaire). — Sublimé (1 gr. par litre d'eau) ; — Crésyl (50 gr. par litre d'eau) ; — Eau de javel (200 gr. par litre d'eau) ; — Lessive bouillante; — Vapeurs de formol; — Acide sulfureux.

Désinfection des murs. — Pulvérisation ou lavage avec une éponge ou une serpillière trempée dans une solution de sublimé (1 gr. par litre d'eau) ; — Lait de chaux ; — Vapeurs de formol ; — Acide sulfureux.

Désinfection des vases. — Les maintenir pendant une heure dans l'eau bouillante additionnée de deux gr. de sel marin par litre; — Sulfate de cuivre (50 gr. par litre d'eau); — Eau de javel (200 gr. par litre d'eau).

Désinfection des matières fécales, de l'urine. — Les recevoir dans un vase contenant une solution de sulfate de cuivre (50 gr. par litre d'eau); — de crésyl (50 gr. par litre d'eau) ; — de lait de chaux. — Quand il n'y a pas de fosse d'aisances étanche, enfouir les matières à 60 cent. de profondeur, loin des habitations, des ruisseaux et des puits.

Ne pas oublier que la chaleur de l'eau employée pour préparer les solutions augmente notablement leur action antiseptique.

Isolement. — Une précaution non moins utile

que la désinfection pour empêcher la dissémination des microbes et leur transmission aux gens bien portants consiste à *isoler* les personnes atteintes de maladies contagieuses.

Cet isolement doit être absolu et on ne doit laisser pénétrer auprès des malades que les personnes chargées de leur donner des soins. Celles-ci mêmes, pour éviter de transporter au dehors les germes qui s'attacheraient à leurs vêtements, doivent, avant d'entrer dans la chambre, revêtir, par-dessus leurs effets, une grande blouse qu'elles quittent en sortant et qu'on désinfecte de temps en temps. C'est ce qui se fait dans les hôpitaux. Ces personnes doivent également se laver les mains avec soin.

Toutes ces précautions peuvent paraître minutieuses, mais elles sont pleinement justifiées par ce que l'on sait de la facilité avec laquelle les microbes sont transportés d'un individu à un autre.

D'ailleurs, la désinfection de la chambre occupée par un malade et des objets dont il s'est servi n'est vraiment utile qu'autant que ce malade et les personnes qui l'ont soigné n'ont pas semé partout les germes de la maladie.

Vaccination. — On a depuis longtemps observé que certaines maladies, telles que la variole, la scarlatine, la rougeole, ne se produisent généralement pas deux fois chez une même personne, ou se montrent beaucoup moins graves la seconde fois que la première.

La variole étant particulièrement redoutable, on avait d'abord cherché à en préserver les gens en leur communiquant volontairement cette maladie à un degré aussi faible que possible ; mais ce procédé, appelé *variolisation*, qui est encore en usage chez les Arabes, est dangereux parce qu'il occasionne souvent une vraie variole.

A la fin du siècle dernier, un Anglais, Jenner, un des bienfaiteurs de l'humanité, lui substitua la *vaccination* par laquelle on inocule à l'homme une maladie insignifiante et presque semblable, comme nature, à la variole, la *vaccine*. La vaccination, qui ne cause aucune douleur, consiste dans l'introduction sous la peau d'un peu de liquide provenant des pustules développées sur le pis des vaches atteintes de la même maladie désignée chez elles sous le nom anglais de cow-pox.

Au bout de deux ou trois jours, il se forme sur

les points où le vaccin a été introduit, des boutons qui durent environ une semaine et ne tardent pas à sécher et à se cicatriser. Les personnes vaccinées sont préservées de la variole comme si elles en avaient été atteintes.

Mais cette préservation n'est pas indéfinie. On admet qu'elle dure environ dix ans : en tout cas, elle n'est pas la même pour tout le monde. La vaccination pratiquée dans l'enfance n'est donc pas suffisante, *et il est bon d'être revacciné plusieurs fois dans sa vie*; si l'opération reste sans effet, on peut en conclure qu'elle n'était pas nécessaire. Mais, alors même qu'on se serait fait vacciner sans succès depuis peu de temps, il faut immédiatement se faire vacciner de nouveau quand on apprend que des cas de variole se sont produits dans le voisinage.

Afin que tout le monde puisse profiter de la vaccination, des médecins sont chargés, dans un grand nombre de communes, de vacciner gratuitement les enfants qui leur sont présentés et les grandes personnes qui le désirent. Aussi la variole est-elle devenue rare en France, et elle disparaîtrait entièrement si chacun se soumettait à cette opération très simple et absolument dépourvue de danger, lorsqu'elle est pratiquée avec les précautions convenables (1).

Tuberculose. — Parmi les maladies contagieuses, il en est une particulièrement grave qui cause chaque année en France la mort d'un très grand nombre de personnes : c'est la *tuberculose*.

Les microbes de cette maladie sont contenus dans les crachats où ils demeurent emprisonnés tant que les crachats restent humides. Mais lorsqu'ils se dessèchent, les microbes sont disséminés dans toutes les directions et pénètrent dans les poumons des gens bien portants avec l'air qu'ils respirent. C'est pour cette raison qu'on invite les voyageurs à ne pas cracher dans les chemins de fer et les voitures.

Pour éviter la dissémination des microbes, les crachats doivent être recueillis dans des vases renfermant un liquide antiseptique (2) ou même

(1) La vaccination de bras à bras, qui peut avoir des inconvénients, est aujourd'hui abandonnée. On se sert uniquement du vaccin de génisse conservé dans de petits tubes de verre.

L'Académie de médecine en fournit gratuitement aux médecins et aux sages-femmes.

(2) Ce liquide peut avoir la composition suivante :

Sublimé.................................... 1 gr.
Chlorure de sodium........................ 20 gr.
Eau.. 1 litre

C'est un violent poison.

simplement de l'eau, qui les maintient humides et les empêche d'adhérer au fond du vase. Les crachoirs sont vidés dans les cabinets d'aisances et désinfectés à l'eau bouillante.

Les microbes de la tuberculose peuvent être également introduits dans notre corps avec le lait et la viande (1) provenant des bêtes atteintes de cette maladie. Elle a alors d'autant plus de chances de se produire que l'individu qui les reçoit est moins vigoureux, qu'il tient de ses parents une prédisposition fâcheuse, qu'il est alcoolique ou qu'il mène une vie renfermée. Le manque d'air pur est en effet une des causes qui contribuent le plus à la production de la tuberculose et elle est, pour cette raison, particulièrement fréquente dans les villes.

Il faut bien savoir que cette maladie, qu'on regardait autrefois comme fatalement mortelle, est très guérissable quand on se soigne dès le début et quand on suit les règles de l'hygiène.

Précautions à prendre concernant les plaies. — La peau protège le corps contre l'introduction

(1) La stérilisation du lait et la cuisson suffisante de la viande mettent, ainsi que nous le verrons plus loin, à l'abri de ce danger.

des microbes. Tant qu'elle reste intacte, elle leur oppose une barrière infranchissable; mais si elle cesse de l'être, si par exemple on se blesse, l'ouverture ainsi pratiquée peut devenir pour les microbes une porte d'entrée.

Aussi les plaies doivent-elles être immédiatement lavées et pansées avec une extrême propreté et à l'aide de substances complètement privées de germes, comme l'eau bouillie, ou capables de détruire les microbes qui peuvent se trouver à leur surface. Ces dernières substances sont les antiseptiques dont nous avons déjà parlé. Les plus employées pour cet usage sont l'*acide borique*, le *sublimé*, l'*iodoforme* et le *salol*.

On fait, ainsi que nous l'avons dit, dissoudre dans un litre d'eau bouillie 2 cuillerées à bouche d'acide borique en poudre; la solution de sublimé doit être préparée par un pharmacien. Après avoir lavé la plaie avec une de ces solutions ou avec de l'eau bouillie, on la panse, soit avec du coton hydrophile imbibé du même liquide, soit avec de la poudre d'iodoforme ou de salol qu'on étend en couche mince.

C'est à dessein que nous n'avons pas cité l'*acide phénique* parce que cet antiseptique, excellent pour la désinfection des objets, provoque parfois la gangrène lorsqu'il est utilisé pour le pansement des plaies.

L'emploi des antiseptiques a diminué considérablement le danger des blessures et rendu les opérations beaucoup moins graves. C'est un chirurgien anglais, Lister, qui a le plus contribué à la réalisation de cet immense progrès.

Quand la blessure a été causée par la *morsure* d'un animal tel qu'un chien soupçonné de rage ou une vipère, il ne faut pas se contenter d'un pansement, mais *faire saigner abondamment la plaie*, en l'élargissant si c'est nécessaire, et la cautériser tout de suite et profondément avec un fer rouge.

Maladies évitables. — Puisque nous savons aujourd'hui d'une façon certaine que beaucoup de maladies sont causées par l'introduction dans notre corps de différents microbes, et que nous connaissons les moyens de nous défendre contre eux, nous devons tout naturellement conclure que ces maladies peuvent être évitées. De ce nombre sont la tuberculose, la fièvre typhoïde, la variole, la rougeole, la scarlatine, la diphtérie, la coqueluche, la grippe, et bien d'autres qu'il serait trop long d'énumérer.

On pourrait presque dire que toutes les maladies sont évitables, car, à côté de celles dont nous venons de parler, il y en a d'autres qui sont le résultat de la malpropreté, de l'intempérance, de l'ivrognerie, des excès de toutes sortes et dont il dépend de nous d'être également préservés.

Les résultats obtenus par l'application des mesures d'hygiène fournissent une preuve éclatante de leur utilité. Une statistique portant sur une période de sept années (1891 à 1897) montre, par la comparaison avec la mortalité des cinq années antérieures, qu'à Paris, ces mesures envisagées dans leur ensemble (désinfection, vaccine, sérothérapie, extension du service d'eau de source), ont permis de réduire de 16.825 unités le nombre des décès occasionnés par la fièvre typhoïde, la variole, la rougeole, la scarlatine, la coqueluche, la diphtérie et la fièvre puerpérale. C'est donc *16.825 existences* qui, en sept ans, ont été conservées à Paris seulement (1).

De même, nous ne voyons plus aujourd'hui en

(1) Ces chiffres ont été établis d'après la statistique publiée par le service de l'hygiène au ministère de l'intérieur.

France ces épidémies qui désolaient autrefois des villes entières ; les précautions prises dès l'apparition des premiers cas suffisent à les arrêter.

Éviter les maladies est un devoir social. — Ce n'est pas seulement pour conserver notre propre existence que nous devons éviter les maladies contagieuses, mais aussi pour en préserver les gens qui nous entourent. Une personne qui prend la variole peut la communiquer à sa famille, à ses voisins, et contribuer ainsi à propager les germes de cette maladie. Elle leur causera donc un préjudice, involontaire sans doute, mais qui n'en est pas moins réel, et tout cela ne se serait pas produit si cette personne s'était fait vacciner. En s'en abstenant, elle a manqué à son devoir, non seulement vis-à-vis d'elle-même, mais vis-à-vis des autres.

Ce raisonnement s'applique à toutes les maladies contagieuses, et il est certain que si chacun se rendait compte du danger qu'il peut faire courir aux autres et que les autres peuvent, par réciprocité, lui faire courir à lui-même, on prendrait plus de précautions et beaucoup de maladies seraient évitées.

C'est pour cette raison de solidarité générale que les pouvoirs publics instituent des mesures sanitaires destinées à protéger la santé de tous. Il peut paraître que ces mesures soient contraires à la liberté individuelle; il n'en est rien, car le droit que nous avons de faire un acte quelconque cesse au moment où cet acte porte atteinte au droit d'autrui.

CHAPITRE III

L'AIR

L'air, ou pour parler plus exactement l'*atmosphère* au sein de laquelle nous vivons, forme autour de la terre une couche de 60 à 80 kilomètres d'épaisseur.

L'air et l'atmosphère ne sont pas une même chose : l'air est composé de trois gaz : l'oxygène, l'azote et l'argon ; l'atmosphère comprend non seulement l'air mais les gaz qui s'y mélangent, tels que la vapeur d'eau, l'acide carbonique et d'autres plus ou moins malsains. Des poussières nombreuses sont également suspendues dans l'atmosphère dont la composition est donc très variable.

L'air est indispensable à l'entretien de la vie de l'homme qui en introduit dans ses poumons, par la respiration, onze mille litres environ chaque jour. C'est à l'*oxygène* que l'air doit cette propriété.

Ce gaz, parvenu dans les poumons, se combine avec les globules du sang et pénètre avec eux dans tous les organes. A sa place, les poumons rejettent au dehors un autre gaz, l'*acide carbonique*, qui s'est formé dans le corps et qui est un déchet comme l'urine ou la sueur. Ainsi la respiration consiste dans l'échange effectué par l'intermédiaire des poumons d'un gaz utile à l'organisme, l'oxygène, contre un gaz inutile, l'acide carbonique.

L'air qui a été respiré, c'est-à-dire qui contient, au lieu d'oxygène, une forte proportion d'acide carbonique, n'est plus propre à être respiré de nouveau. D'où la nécessité de renouveler l'air des appartements que l'on habite.

Pour la même raison, l'air des villes, qui sert à un grand nombre de personnes réunies dans un espace restreint, est moins pur et moins bon pour la santé que celui des campagnes. A cette cause d'insalubrité il faut ajouter celles qui proviennent du déversement incessant dans l'atmosphère d'une grande cité, des fumées, des poussières, des gaz nuisibles produits par le chauffage et l'éclairage, et des odeurs mauvaises qui se dégagent des immondices.

On diminue les inconvénients de cet empoisonnement de l'atmosphère des villes en y multipliant autant que possible les promenades et les jardins qui sont de véritables réservoirs d'air pur. D'autre part, comme les arbres et les plantes décomposent par leur feuillage l'acide carbonique qu'elles utilisent en partie pour leur entretien, les jardins contribuent également à assainir l'atmosphère des villes en leur enlevant un gaz nuisible à la santé de l'homme.

CHAPITRE IV

LE SOL

Influence du sol. — Le sol exerce une grande influence sur le genre de vie, les coutumes et le caractère général des peuples qui l'habitent.

C'est du sol que l'homme retire les matériaux de sa maison, les substances dont il fait sa nourriture ou à l'aide desquelles il fabrique en partie ses vêtements; c'est encore le sol qui nourrit les animaux que l'homme utilise également pour sa subsistance.

Suivant qu'il est fertile ou inculte, ceux qui l'habitent sont riches ou misérables; suivant qu'il est salubre ou malsain, ils sont bien portants ou malades. S'il est couvert de champs et de pâturages, les agriculteurs s'y établissent ; s'il renferme des minerais, des usines où travaillent de nombreux ouvriers se développent à sa surface.

Mais l'homme peut de son côté modifier le sol et l'améliorer en mettant en valeur toutes les ressources qu'il présente, et c'est encore l'hygiène qui lui vient en aide et lui enseigne les moyens de l'assainir et d'en utiliser les produits.

Assainissement du sol. — Tout le monde sait combien sont dangereux les pays de marais : il se dégage de l'eau dormante et peu profonde où des végétaux pourrissent, des miasmes redoutables, et les gens qui habitent au voisinage sont fréquemment atteints par les fièvres.

On parvient cependant à rendre ces terrains salubres en faisant écouler l'eau dont ils sont trop abondamment imprégnés et en les livrant à la culture. Les plantes qu'on y fait pousser utilisent pour leur croissance l'humidité et les matières en décomposition et, de terrains malsains, on fait des champs productifs.

Il y a des contrées qui, bien que non marécageuses, n'en sont pas moins insalubres ; là encore, il s'agit de terres incultes et qui deviennent salubres lorsqu'elles sont couvertes de végétation.

Le moment où s'opère la transformation est, il est vrai, à redouter parce que la charrue, en creusant une terre malsaine, dissémine plus encore les microbes dont elle est remplie. Mais ces germes sont rapidement détruits par le soleil et la lumière et, au bout de quelque temps, tout danger a disparu.

On peut aussi assainir le sol en y plantant des arbres. Il en est un qui, dans les pays chauds, rend à ce point de vue les plus grands services : c'est l'eucalyptus, qui pousse vite, devient très haut et dont les racines vont puiser profondément dans la terre l'eau nécessaire à son accroissement, en même temps que son feuillage utilise l'acide carbonique de l'air. Il a en outre des propriétés antiseptiques. On a planté en Algérie et dans le midi de la France un très grand nombre d'eucalyptus qui ont beaucoup contribué à l'assainissement de certaines régions.

Eloignement des immondices. — Pour que le sol sur lequel s'élèvent les habitations reste salubre, il ne faut y jeter ni les déchets de l'alimentation, ni les eaux ménagères, ni les matières fécales, ni aucune autre substance susceptible de se corrompre à sa surface en répandant des émanations fétides, ou de le souiller en s'infiltrant dans sa profondeur. L'insalubrité est alors d'autant plus grande que les maisons sont plus nombreuses et plus resserrées.

On a donc cherché les moyens de débarrasser rapidement les villes de toutes les matières inutilisées. Les ordures ménagères sont recueillies chaque matin dans des tombereaux, transportées dans la campagne et employées comme engrais. Dans quelques villes d'Angleterre et d'Amérique, on les brûle dans de grands fours.

Les matières de vidange sont généralement recueillies dans des fosses garnies de maçonnerie qu'on vide par divers procédés, et dont on transporte aussi le contenu dans les champs. Mais quand elles ne sont pas parfaitement étanches, c'est-à-dire exactement closes, les fosses laissent filtrer les liquides qu'elles renferment, et ceux-ci infectent le sol. S'il y a un puits dans le voisinage, ces liquides y pénètrent parfois et empoisonnent l'eau qui devient impropre à la boisson. Le danger est plus grand encore si la fosse n'est pas revêtue de maçonnerie et n'est qu'un simple *puisard*.

Pour les villes, il est préférable, quand les circonstances le permettent, d'avoir recours au procédé du *tout à l'égout* complété par *l'épandage*.

Assainissement par le sol. Épandage. — Dans le système d'évacuation appelé *tout à l'égout*, les matières fécales et les eaux ménagères tombent directement dans les égouts qui reçoivent aussi les eaux pluviales. Toute cette masse liquide est amenée par des conduits fermés dans les champs pour lesquels elle constitue un excellent engrais. Cette opération se nomme l'*épandage*.

On pourrait craindre qu'en raison de sa grande abondance, l'eau d'égout ne soit pas absorbée et qu'elle ne transforme les terres en marais infects. Il n'en est rien; mais il faut savoir que cette eau n'est envoyée dans les champs qu'en raison des besoins de l'agriculture, et d'autre part qu'on choisit, pour y pratiquer l'épandage, des terrains qui se laissent facilement pénétrer.

Il se produit en effet, à travers le sol, une filtration véritable : les matières en décomposition et les microbes que les eaux d'égout renferment en abondance restent dans la partie superficielle où ils se détruisent peu à peu et, lorsque l'eau a traversé une couche de terre d'environ deux mètres, elle est débarrassée de ses impuretés. On la recueille alors, quand cela est possible, au moyen de petits canaux souterrains qui la conduisent vers une rivière où elle arrive purifiée.

Les villes qui ont pu adopter le système du tout à l'égout et l'épandage n'envoient donc plus comme auparavant dans les cours d'eau des matières qui les souillent et les empoisonnent, mais elles s'en débarrassent en les utilisant pour le plus grand profit de l'agriculture.

Utilité des forêts. Déboisement. — Les forêts contribuent, comme les plantes résultant de la culture, à assurer la salubrité du sol qu'elles entretiennent à l'abri de l'humidité excessive et de la sécheresse, et de l'atmosphère qu'elles débarrassent d'une partie de l'acide carbonique qu'elle contient. Elles favorisent également la résolution des nuages en pluie et forment un écran contre les vents.

Dans les pays de montagnes, les forêts présentent encore d'autres avantages : par l'enchevêtrement de leurs racines, les arbres retiennent la couche de terre végétale qui, sans cela, serait entraînée par l'eau le long des pentes ; elles arrêtent les avalanches et protègent les villages contre ce danger. En Suisse, où les chutes de ces énormes masses de neige sont fréquentes, on punissait autrefois de peines très sévères ceux qui coupaient des arbres sur le versant des montagnes ; les forêts qui dominaient les villages exposés aux avalanches étaient considérées comme sacrées.

En France, on s'est montré moins sage : les habitants des départements alpestres ont abattu des forêts entières, soit pour les remplacer par des cultures, soit pour en vendre le bois, ou bien ils ont laissé détruire les jeunes pousses par les moutons qu'ils faisaient paître sur les montagnes. Aussi la terre végétale a-t-elle glissé dans les vallées et, à la place des belles forêts, il n'est plus resté que la roche nue. Ces contrées ont été ainsi considérablement appauvries.

Aujourd'hui le déboisement est interdit par une loi et on replante des arbres sur le versant des montagnes ; mais le mal qui a été commis ne pourra jamais être entièrement réparé.

CHAPITRE V

L'EAU

Utilité de l'eau. — L'eau se trouve en abondance dans la nature où elle est utilisée par tous les êtres vivants. Elle est également nécessaire aux animaux et aux plantes et, lorsqu'elle manque, l'homme ne peut subsister. Aussi n'établit-il sa demeure que dans les endroits où il la rencontre en quantité suffisante pour subvenir à ses besoins.

Les usages de l'eau sont nombreux ; le plus important de tous est l'emploi que nous en faisons pour notre alimentation. On appelle *eau potable* celle qui est pure et limpide et qui peut être bue sans inconvénients. Mais toutes les eaux ne possèdent pas ces qualités, parce qu'elles sont souvent souillées de diverses manières.

Nous allons étudier comment l'eau se forme

dans la nature, à quelles altérations elle est exposée, et nous rechercherons ensuite quelle eau nous devons utiliser de préférence pour la boisson.

Origine de l'eau. Puits, sources, rivières. — D'abord condensée dans l'atmosphère sous forme de nuages, l'eau tombe sur la terre en pluie ou en neige.

Une partie de cette eau s'évapore; une autre s'écoule jusqu'aux ruisseaux qu'elle grossit; une

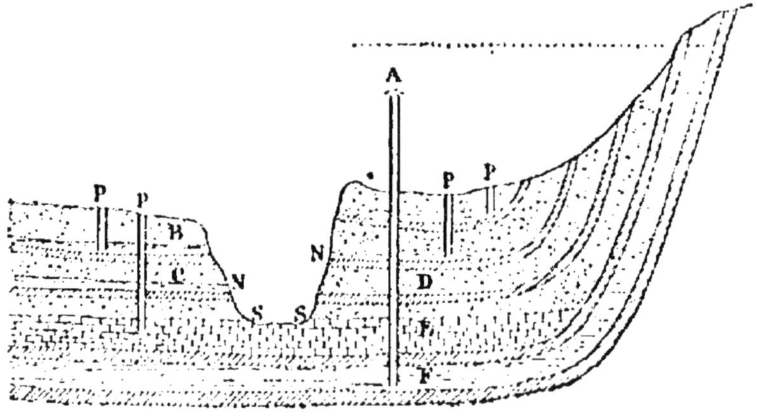

Fig. 5 — Schema des nappes souterraines (Bechmann).
A, puits artésien, B, nappe des puits, C, D, E, 2e, 3e, 4e nappes, F, nappe artésienne, N, niveau d'eau, P, puits, S, sources.

autre enfin pénètre dans le sol et y descend peu à peu jusqu'à ce qu'elle rencontre une couche de terrain plus compact et qu'elle ne peut traverser. Arrêtée à ce niveau, elle s'y accumule en donnant lieu à la formation d'une *nappe souterraine* qui constitue un véritable réservoir. Il peut y avoir plusieurs nappes souterraines superposées et isolées les unes des autres par des couches du sol non perméables (fig. 5).

Quand on creuse la terre, on rencontre les nappes à une profondeur variable. Les excavations ainsi pratiquées s'appellent des *puits*.

Sur certains points, l'eau des nappes souterraines s'échappe d'elle-même à la surface du sol et prend alors le nom de *source*. Les sources alimentent les ruisseaux dont la réunion produit les rivières.

L'eau qui, sous forme de neige, tombe sur les hautes montagnes constitue les glaciers, lesquels ne sont autre chose que de vastes réservoirs d'eau congelée. La glace, en fondant peu à peu, donne, comme les sources, naissance à des ruisseaux qui viennent grossir les rivières ou les fleuves. Ceux-ci enfin se jettent dans la mer.

Malgré la grande quantité d'eau qu'elle reçoit ainsi chaque jour, la mer n'augmente pas de volume parce qu'il se fait à sa surface, ainsi qu'à celle des rivières et des fleuves, une évaporation continuelle.

Toutes les eaux ont donc une origine commune et elles retournent dans l'atmosphère d'où elles sont sorties, en subissant une incessante transformation.

Eau de rivière. — Les ruisseaux, les rivières et les fleuves fournissent aux populations qui habitent sur leurs bords une eau abondante, quelquefois limpide en apparence, mais le plus souvent souillée et malsaine.

On a adopté en effet la coutume fâcheuse, contre laquelle on ne saurait trop réagir, de jeter dans les cours d'eau qui traversent les villes ou les villages les ordures, les animaux morts, les matières de vidange, dont on trouve plus simple de se débarrasser ainsi.

L'eau qui a reçu toutes ces immondices devient naturellement impropre à la boisson. Non seulement elle communique souvent à l'homme les maladies dont elle contient les germes, mais les poissons eux-mêmes ne peuvent plus y vivre. Ainsi, ils ont considérablement diminué de nombre dans la Seine, au-dessous de Paris, parce que le fleuve a été longtemps empoisonné, sur une grande étendue, par les égouts de cette ville. Depuis quelques années, on ne déverse dans la Seine que la moitié de l'eau des égouts (1), aussi voit-on le poisson reparaître en quantité plus grande.

L'eau de rivière n'est donc, en général, pas bonne pour l'alimentation.

Eau de puits. Protection des puits. — Dans beaucoup de pays on se sert de l'eau des puits, c'est-à-dire de l'eau d'une nappe souterraine, soit qu'on n'ait pas d'eau courante, soit qu'on juge plus commode de la prendre sur place.

On ne peut pas dire que l'eau de puits soit, d'une manière générale, une eau mauvaise, mais elle est parfois dangereuse.

Quand la nappe souterraine utilisée est située à une très faible profondeur, l'eau de pluie qu'elle reçoit à travers la terre n'est pas toujours suffisamment filtrée et peut entraîner des microbes nuisibles. Dans les villes et les villages, elle est surtout souillée par les liquides des fosses d'aisances ou des puisards qui descendent presque jusqu'à son niveau.

(1) Le reste est envoyé sur les champs d'épandage qui, dans quelques années, seront suffisants pour recevoir toute l'eau d'égout. A ce moment la Seine sera purifiée.

Très souvent, les puits eux-mêmes ne sont pas suffisamment protégés contre les causes d'empoisonnement : tantôt ils n'ont pas de margelle, et les eaux sales qui sont sur le sol peuvent s'y écouler directement; tantôt leurs parois sont en mauvais état et laissent passer les liquides provenant des fosses d'aisances trop rapprochées ou le purin des fumiers voisins.

L'eau de puits a donc d'autant plus de chances d'être bonne que le puits est plus profond et qu'elle est mieux garantie co[illegible] les souillures. On atteint ce résultat en [illegible] les précautions suivantes :

1° Les parois du puits doivent être construites en maçonnerie et non en pierres sèches, de manière à éviter l'infiltration des liquides provenant des terrains voisins ;

2° L'orifice du puits doit être entouré d'une margelle en maçonnerie et d'un trottoir en béton aussi large que possible, pour empêcher l'eau du sol de s'écouler directement dans le puits ou de pénétrer dans la terre trop près de ses parois;

3° Le puits doit être fermé à l'aide d'une couverture de bois ou de tôle, afin qu'on ne puisse pas y jeter des substances capables d'altérer l'eau.

Il est préférable de recueillir celle-ci à l'aide d'une pompe dont le tuyau descend dans le puits et permet de le tenir toujours couvert, que de se servir d'un seau et d'une chaîne qui souvent sont malpropres ;

4° Enfin il faut éloigner des puits les fosses d'aisances et les fumiers, ce qui est encore le meilleur moyen d'éviter les infiltrations dangereuses.

Eau de source. — L'eau de source, c'est-à-dire celle qui s'écoule de la terre, peut être considérée comme la meilleure. Ses qualités ne tiennent pas précisément à son origine, puisqu'elle provient, comme l'eau de puits, d'une nappe souterraine; elles tiennent à ce qu'au moment où elle émerge du sol elle n'a subi aucune souillure.

Il est évident que cette eau, si pure et si facile à recueillir, doit être préférée à toute autre pour l'alimentation; mais, afin de lui conserver ses qualités, il est nécessaire de prendre certaines précautions :

On ne doit pas jeter sur les terrains qui avoisinent la source des substances susceptibles de la souiller, soit directement, soit en pénétrant jusqu'à elle à travers le sol. Il faut par conséquent interdire l'épandage sur les champs d'alentour.

Si l'on veut se servir de cette eau pour les besoins des habitants d'un village ou d'une ville, on la recueille avec soin (1) et on l'amène dans la localité où elle doit être utilisée, au moyen de tuyaux bien fermés et bien joints qui la conduisent jusqu'aux fontaines. Quelle que soit la distance, l'eau ainsi protégée contre toute souillure est bonne pour la boisson.

Dangers d'une eau mauvaise.— On ne saurait attacher trop d'importance à la qualité de l'eau, parce qu'elle a sur la santé publique une grande influence. Nous avons vu que les germes de plusieurs maladies et en particulier de la fièvre typhoïde sont souvent transportés par elle ; aussi observe-t-on chaque année des épidémies qui atteignent surtout les personnes buvant une eau mauvaise, et disparaissent le jour où l'on n'en fait plus usage.

Afin de conjurer ce danger, beaucoup de villes ont amené, quelquefois de très loin et au prix de

(1) Cette opération prend le nom de captage.

dépenses considérables, de l'eau de source, au lieu de se servir de celle des rivières qui les traversent. C'est ainsi qu'à Paris on n'utilise plus l'eau de la Seine que pour le lavage des rues.

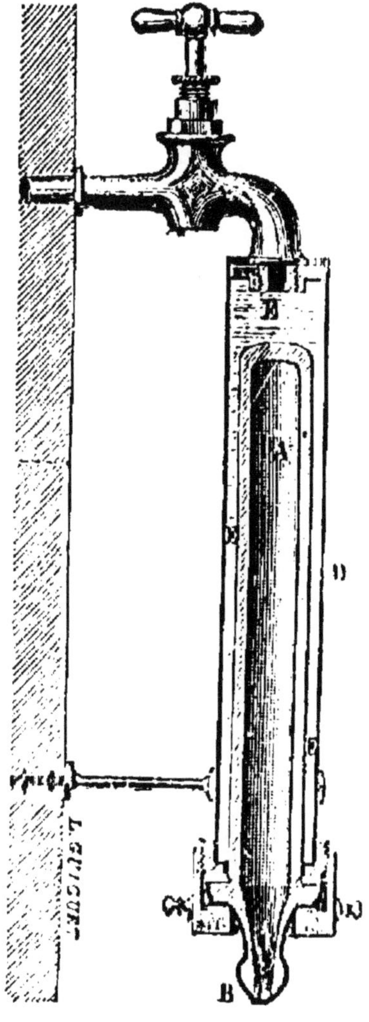

Fig. 6. — Filtre Chamberland.

Dans l'armée, l'eau que boivent les soldats est l'objet d'une surveillance attentive et, depuis quelques années, la fièvre typhoïde y est devenue relativement rare.

Filtres. — Quand il n'est pas possible de se procurer de l'eau pure, il ne faut se servir de celle qu'on a à sa disposition qu'après l'avoir filtrée ou fait bouillir.

La *filtration* consiste à faire passer l'eau à travers des matières qui ont la propriété de retenir les substances qui la souillent et même les microbes.

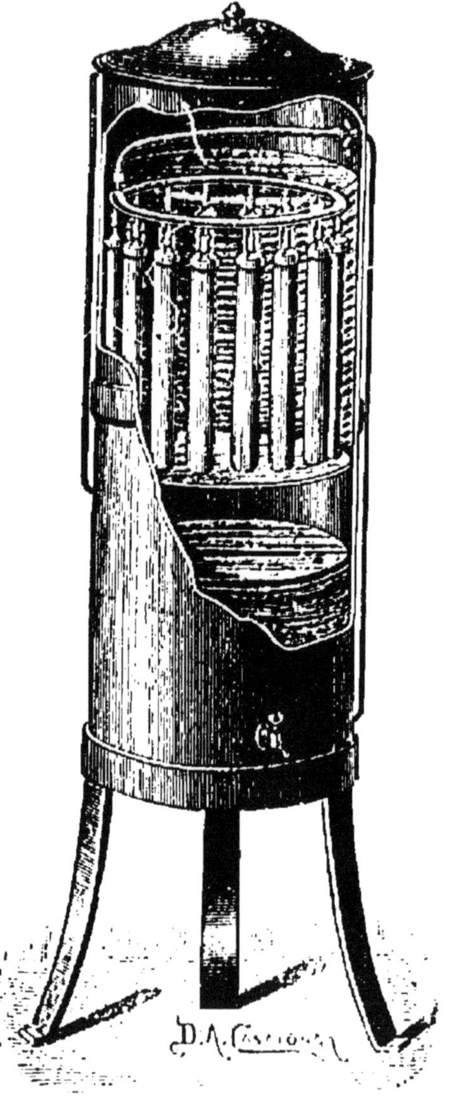

Fig. 7. — Filtre de ménage.

On ne fait en filtrant l'eau qu'imiter la nature : nous avons vu que l'eau de pluie, tombée sur la terre et salie au contact des immondices, traverse peu à peu le sol pour venir former la nappe souterraine, et qu'elle y arrive limpide, à la condition toutefois que la couche de terre traversée ait été assez épaisse pour retenir toutes les impuretés.

Les filtres constitués par du sable, du charbon de bois, ou mieux des matières poreuses telles que le grès ou la porcelaine non vernissée, permettent, quand ils sont bons, d'obtenir le même résultat.

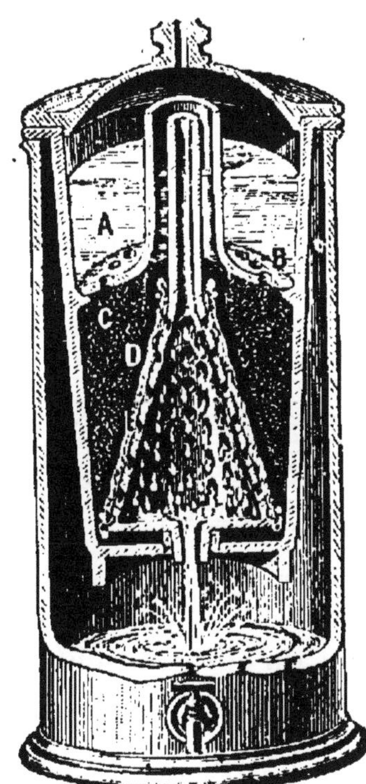

Fig. 8.— Filtre de Maignen.

Un des meilleurs est le *filtre Chamberland* constitué par un tube creux en porcelaine dégourdie, appelé, en raison de sa forme, *bougie*. L'eau pénètre à travers les parois du tube en laissant à leur surface les matières qui la souillent, et sort purifiée par l'extrémité inférieure effilée.

Pour ne pas que la bougie s'encrasse et que ses pores s'obstruent, il faut, à l'aide d'une petite brosse et d'eau bouillante, la nettoyer souvent et avec soin. On peut employer une seule bougie contenue dans un manchon et placée sous un robinet (fig. 6) ou un appareil composé d'un certain nombre de bougies et donnant naturellement une plus grande quantité d'eau (fig. 7).

Les filtres au charbon construits par M. Maignen (fig. 8) offrent moins de sécurité ; ils rendent cependant des services. L'eau passe au travers d'une masse de charbon reposant sur un cône en porcelaine percé de trous et recouvert d'une couche d'amiante.

Mais le moyen le plus sûr d'obtenir la stérilisation de l'eau est de la *faire bouillir*, puisque l'on

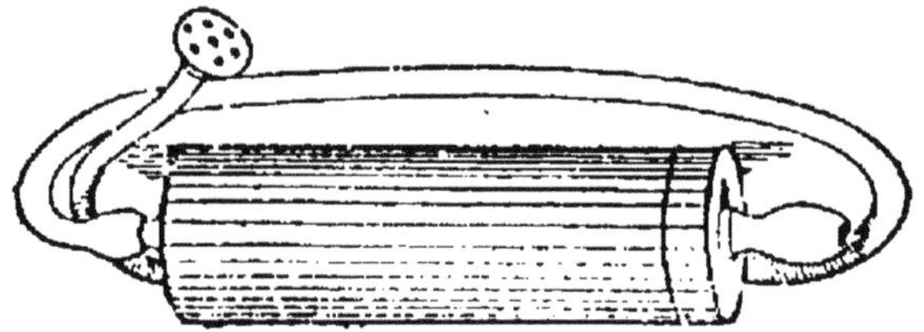

Fig. 9. — Filtre de soldat.

tue ainsi tous les microbes qu'elle contient. Bien que l'eau bouillie soit un peu plus lourde et d'une digestion peut-être moins aisée, il ne faut pas hésiter à employer ce procédé toutes les fois que l'on est obligé de faire usage d'une eau suspecte. D'ailleurs on peut aérer l'eau en la battant légèrement ou en la faisant passer à plusieurs reprises d'un vase dans un autre.

CHAPITRE VI

ALIMENTATION

I. — DES ALIMENTS EN GÉNÉRAL

Nécessité de l'alimentation. Composition des aliments. — L'alimentation est indispensable à l'entretien de la vie; nous avons besoin de nourriture pour vivre, comme la lampe a besoin d'huile pour brûler.

Nous faisons en effet une continuelle dépense de forces qui demande à être incessamment réparée. Cette dépense est d'autant plus considérable que nous déployons une plus grande activité; aussi l'alimentation doit-elle être plus abondante chez les personnes qui vivent au grand air et font beaucoup d'exercice.

Tous les aliments ne contribuent pas au même degré à l'entretien de notre existence; tous, en d'autres termes, *ne sont pas également nourrissants*. Ainsi, c'est un fait connu que la viande est plus nourrissante que les pommes de terre. Pourquoi?

Il y a dans chaque aliment une certaine quantité de substances qui sont employées en totalité par notre corps et transformées par lui en os, en sang, en muscles, etc. Ce sont les seules vraiment nourrissantes; les autres lui sont inutiles et il les rejette au dehors. C'est, pour en revenir à notre exemple, parce que la viande contient une plus grande proportion de ces substances utilisables que les pommes de terre, qu'elle est plus nourrissante et qu'il n'est pas nécessaire d'en manger autant pour soutenir nos forces.

Nécessité d'une alimentation variée. Ration alimentaire. — Aucun aliment, quelque nourrissant qu'il soit, ne peut suffire *seul* à assurer notre subsistance, parce qu'aucun ne contient toutes les substances qui nous sont indispensables. En un mot, aucun n'est *complet*. Bien que la viande soit nourrissante, une personne qui ne mangerait jamais autre chose n'aurait pas une bonne santé.

Le lait fait exception, et encore ne suffit-il

qu'aux petits enfants dont il est longtemps l'unique nourriture, et à certains malades.

Nos aliments doivent donc se compléter les uns par les autres : en prenant dans un même repas du pain, de la viande, des légumes, du fromage, des fruits, nous absorbons toutes les substances dont nous avons besoin. Cette nourriture a d'autre part l'avantage d'être variée et d'empêcher le dégoût qui ne tarderait pas à se manifester si l'on mangeait toujours la même chose.

La connaissance de la valeur nutritive des aliments a permis de déterminer d'une façon précise la nature et la quantité de ceux qui sont nécessaires à la subsistance des soldats, des marins, des prisonniers, etc. La part de nourriture à laquelle ils ont droit chaque jour, s'appelle une *ration alimentaire*.

La ration alimentaire d'un soldat se compose :

De pain...........................	1,000 gr.
Viande fraîche................	300 —
Légumes frais	100 —
Café..................	5 —
Sucre..........................	8 —

Autrefois les aliments des soldats étaient toujours préparés de la même façon ; la viande et les légumes étaient bouillis et servis ensemble dans la gamelle. Aujourd'hui ils sont accommodés de différentes manières et cette variété excite l'appétit. De plus, au lieu de manger, comme auparavant, dans la chambrée, c'est-à-dire dans la pièce où ils couchent, les soldats prennent leurs repas dans des réfectoires, ce qui est, à tous les points de vue, plus agréable et plus sain.

II. — DIGESTION DES ALIMENTS

Passage des aliments dans la bouche. Utilité des dents. — Les aliments sont dans notre corps l'objet d'un travail destiné à conserver pour notre entretien toutes les substances utilisables, et à rejeter celles qui ne peuvent être employées.

Introduits dans la bouche, ils y sont d'abord séparés par les dents en très petits morceaux qui, mélangés avec la salive, forment une sorte de bouillie. Cette division des aliments est indispensable parce qu'ils sont d'autant plus facilement digérés qu'elle été plus complète.

Il est donc utile d'avoir dé bonnes dents. Les

gens qui en ont de mauvaises ou les vieillards qui n'en ont plus souffrent souvent de maux d'estomac causés par la digestion pénible d'aliments insuffisamment divisés.

Pour la même raison, il faut manger lentement. Les personnes qui mangent trop vite, et ne prennent pas le temps de mâcher, éprouvent de semblables inconvénients.

Séjour des aliments dans l'estomac. Digestion. — De la bouche, les aliments réduits en bouillie passent dans l'estomac où ils se trouvent en rapport avec un liquide acide, le *suc gastrique*, qui est l'agent principal de la digestion. Celle-ci ne peut se faire qu'autant que toutes les parcelles alimentaires se trouvent en contact avec ce liquide et subissent son action. C'est pourquoi la division des aliments en fines particules est si importante.

Pendant le travail de la digestion, qui dure deux à trois heures, et surtout au début de ce travail, il est préférable de ne pas se livrer à des exercices violents susceptibles de le troubler. Il est également bon de ne pas se mettre à l'étude avant une heure au moins. Mais ce qu'il importe surtout d'éviter, c'est de prendre un bain immédiatement ou peu de temps après le repas; les personnes qui se mettent à l'eau à ce moment courent le risque de payer de leur vie cette imprudence.

Il faut manger modérément et d'une façon régulière. — Il est aisé de comprendre, d'après ce que nous savons de la digestion et de la manière dont elle s'accomplit, qu'il ne faut pas fatiguer l'organe qui en est chargé.

Or, on fatigue l'estomac en mangeant trop, c'est-à-dire en y introduisant une quantité d'aliments supérieure à celle qu'il est capable de digérer ou en prenant des aliments dont la digestion est difficile. Souvent, dans ces cas, l'estomac se révolte et rejette, au prix de nausées et de malaises, l'excès de nourriture. Mais alors même qu'il ne le rejette pas, il a de la peine à le supporter, et le surcroît de travail qu'on lui impose lui est très préjudiciable.

C'est donc une erreur de trop manger. On croit se donner des forces et en réalité on s'affaiblit en surmenant son estomac. Il faut manger à sa faim, et même, disent les gens sages, ne pas satisfaire complètement son appétit.

Il n'est pas moins avantageux de manger toujours aux mêmes heures. La régularité des repas permet à l'estomac de se reposer et a une grande importance au point de vue de son fonctionnement normal.

III. — ORIGINE DES ALIMENTS

Différentes espèces d'aliments. — Les substances dont l'homme se nourrit lui sont fournies, les unes par le sol, les autres par les animaux.

Les produits du sol ou *végétaux* utilisés pour l'alimentation sont les céréales, telles que le blé, les légumineuses, telles que les haricots, les racines et les tubercules tels que la carotte et la pomme de terre, les légumes herbacés, tels que les choux et les fruits.

Les aliments fournis par les animaux sont le lait, les œufs et leur chair même.

On ne fait pas dans tous les pays une égale consommation de ces diverses substances. L'alimentation varie avec les ressources du sol et avec les besoins des habitants, lesquels diffèrent aussi suivant les climats. Ainsi dans les contrées chaudes et humides de l'Asie, le riz forme la principale nourriture des indigènes, alors qu'on fait, dans les régions froides du Nord, un grand usage de viande. En France, où le sol est riche et le climat doux, nous sommes très favorisés sous le rapport de la quantité et de la variété des substances alimentaires.

Aliments fournis par le sol.

Céréales. Farine de blé.— On donne le nom de *céréales* à des plantes très utiles pour l'alimentation qui sont le blé, le seigle, l'orge, l'avoine, le maïs, le riz, le sarrasin et le millet. Toutes, sauf le riz, sont cultivées dans notre pays.

Le grain de blé se compose de deux parties intimement unies : l'une est l'enveloppe qui donne le son, l'autre, intérieure, constitue la portion vraiment alimentaire et produit la farine. L'opération par laquelle on sépare ces deux parties en broyant le grain s'appelle la *mouture*.

Le son renferme lui aussi des éléments nutritifs, mais il est d'une digestion si difficile qu'on préfère ne pas l'employer, et les essais qui ont été tentés pour faire du *pain complet*, c'est-à-dire du pain préparé avec la totalité ou la presque totalité du grain, n'ont pas donné de bons résultats.

Toutes les farines n'ont cependant pas la même composition : suivant la façon dont la mouture est faite, elles contiennent du son en quantité plus ou moins grande et la qualité du pain varie en conséquence. Ainsi le pain bis que l'on mange dans les campagnes renferme du son, tandis qu'il n'y en a pas dans le pain blanc plus employé dans les villes.

Préparation du pain. — Pour faire le pain, on ajoute de l'eau à la farine de manière à obtenir une pâte que l'on pétrit avec soin et à laquelle on mélange un peu d'une autre pâte aigre appelée levain, ou de la levure de bière. Le levain provoque une fermentation qui dilate la pâte en faisant ce qu'on nomme les *yeux du pain*, et le rend moins lourd. La pâte est ensuite placée dans un four chauffé à environ 250 degrés et dont on la retire au bout de trente à soixante minutes, suivant la grosseur des pains. Cette préparation est une opération délicate.

Le pain joue dans l'alimentation un rôle si important que son prix est fixé par les règlements municipaux, afin qu'il soit toujours à la portée des bourses les plus modestes.

Dans les pays où le sol est trop pauvre ou le climat trop froid pour produire du blé, on prépare un pain grossier avec de la farine de seigle, et même avec de la farine d'orge, de maïs ou de sarrasin.

Légumineuses. — Les légumineuses le plus ordinairement employées pour la nourriture de l'homme sont les haricots, les pois, les lentilles et les fèves.

Ces substances, qui se présentent sous la forme de graines, contiennent une grande quantité de matières nutritives mais elles ne sont pas toujours d'une digestion facile, surtout lorsqu'elles sont introduites dans l'estomac sans que leur enveloppe ait été déchirée. Cette enveloppe empêche le suc gastrique de produire son action sur elles, et elles ne peuvent être digérées. Aussi faut-il soumettre ces graines à une cuisson suffisante pour faire éclater l'enveloppe, et les bien broyer avec les dents.

Les légumineuses, et en particulier les haricots et les lentilles, se conservent aisément.

Racines et tubercules. Pommes de terre. — Parmi les plantes dont on utilise la racine, il faut citer les carottes, les radis, les betteraves et les navets.

Le plus important des tubercules est la pomme de terre. C'est seulement depuis fin du xvie siècle qu'elle est utilisée en Europe, où elle a été importée d'Amérique. Parmentier, qui en a répandu l'usage, a rendu un grand service à l'humanité.

D'une culture simple, d'une conservation aisée, la pomme de terre est une des bases de l'alimentation. Ce n'est pas qu'elle soit très nourrissante; elle l'est même peu comparativement à son volume. Mais elle est facilement digérée et peut être accommodée de tant de manières différentes qu'on arrive à en manger presque chaque jour et sans dégoût.

On a reconnu que les parties les plus nourrissantes de la pomme de terre sont les plus extérieures; il faut donc, pour ne pas les perdre, faire les pelures aussi minces que possible.

Légumes herbacés. — Les principaux légumes herbacés sont les choux, les haricots verts, les petits pois, les artichauts, les épinards, l'oseille, les salades, etc. Ils se conservent en général assez mal et doivent être mangés frais. Ils sont plus agréables au goût que vraiment nourrissants, et cependant ils entrent pour une grande part dans notre alimentation.

La privation de légumes frais a été longtemps considérée comme la cause principale d'une maladie qui atteint les soldats dans les villes assiégées et les marins au cours des longs voyages, le *scorbut*. Bien qu'on ait beaucoup exagéré l'importance de cette cause, il n'en est pas moins vrai que la distribution des légumes frais améliore sensiblement l'état des malades. Ce fait prouve l'utilité des légumes herbacés.

Champignons. — L'emploi des champignons demande une très grande attention. Certaines espèces telles que les champignons de couche, le cèpe ou bolet commun, l'oronge vraie, le mousseron, la morille et la chanterelle, constituent un aliment agréable.

Mais à côté de ces bons champignons, il y en a d'autres dont la consommation est d'autant plus dangereuse qu'ils sont plus difficiles à distinguer des premiers. Chaque année un certain nombre de personnes meurent empoisonnées par des champignons vénéneux. Aussi ne doit-on jamais, quelle que soit leur apparence, manger des champignons sans être absolument certain de leur qualité.

Les prétendus procédés d'après lesquels on croit pouvoir reconnaître les champignons dangereux, tels que celui de la cuillère d'argent qui noircit dans la casserole où ils cuisent, n'ont pas la moindre valeur et il serait imprudent de s'y arrêter. Il n'y a, en dehors des caractères qui servent à déterminer chaque espèce, aucun signe permettant de savoir si des champignons sont ou non vénéneux.

C'est en général plusieurs heures après le repas que se manifeste l'empoisonnement. Il se traduit par un malaise général, des douleurs d'estomac, des vomissements et des coliques; en même temps, le malade ressent un grand abattement, sa respiration est gênée, ses membres sont froids et sa figure livide. Il faut de suite appeler un médecin et, en attendant qu'il vienne, faire vomir le malade afin d'évacuer le plus tôt possible le poison. On y parvient, soit en lui donnant, dans un peu d'eau tiède, 1 gr. 50 de poudre d'ipéca, en trois doses, à un quart d'heure d'intervalle, soit même en lui introduisant profondément les doigts dans la bouche. Il faut ensuite lui frictionner fortement les membres pour le réchauffer.

Fruits. — Les fruits pulpeux tels que les pêches, les poires, les abricots, les raisins, n'ont qu'une faible valeur nutritive, mais, en raison de la grande proportion d'eau qu'ils contiennent, ils permettent de combattre la soif. Mangés avec du pain, ils constituent un aliment sain et agréable.

Lorsque les fruits sont verts, ils sont lourds et indigestes; même très mûrs, ils peuvent causer des troubles digestifs s'ils sont absorbés en quantité trop grande. Ils provoquent alors des diarrhées qui, au moment des chaleurs, peuvent être particulièrement graves.

Il est d'autres fruits, comme la châtaigne et la datte, qui sont au contraire nourrissants. La châtaigne entre pour une large part dans l'alimentation des habitants de quelques contrées froides et montagneuses, et la datte est pour les Arabes une précieuse ressource.

Enfin des fruits d'une autre espèce, l'olive et la noix, très nourrissants aussi, donnent par la pression un liquide épais, l'huile, qui est le pendant de la graisse des animaux et qu'on emploie d'ailleurs aux mêmes usages.

Aliments fournis par les animaux

Lait. Sa composition variable suivant les animaux producteurs. — Le lait est un des aliments les plus riches. Il se compose d'eau et de différentes substances qui constituent sa partie nourrissante et qui sont : de *petits globules graisseux*, une substance appelée *caséine*, du *sucre* et des *sels divers*.

Le lait ne renferme pas toujours la même proportion de matières nutritives : elle varie d'une façon notable selon les animaux (vache, ânesse ou chèvre), et, pour une même espèce, suivant les conditions dans lesquelles la bête est placée. Une vache bien portante, bien nourrie et bien soignée, donne un lait excellent, alors qu'une autre qui se trouve dans des conditions inverses ne fournit qu'un lait médiocre.

L'alimentation des animaux producteurs a une importance particulière : leur lait est d'autant plus léger qu'ils reçoivent une nourriture plus aqueuse ou qu'on les fait boire davantage. Les vaches nourries avec de la drèche, c'est-à-dire avec le résidu de l'orge employé dans la fabrication de la bière, ou avec des tourteaux qui sont des sortes de gâteaux faits avec le résidu des fruits ou des grains dont on a exprimé le suc, ne donnent pas non plus un lait de bonne qualité. Ces substances ne doivent entrer que pour une faible part dans l'alimentation des vaches laitières.

Avant la traite, il est bon de laver les pis de la bête pour éviter la chute dans le lait des débris de fumier qui pourraient y adhérer.

Propagation de la tuberculose par le lait. — Le lait provenant de bêtes atteintes de tuberculose peut contenir les germes de cette maladie et la transmettre à ceux qui le boivent. Ce danger est surtout à redouter pour les petits enfants, plus délicats à cet égard que les grandes personnes.

Les vaches tuberculeuses sont beaucoup plus nombreuses qu'on ne le croit. Il suffit de la présence dans une étable d'une vache tuberculeuse pour contaminer les autres. Aussi les cultivateurs ont-ils un grand intérêt à ne pas conserver de bêtes malades et à les sacrifier le plus tôt possible (1).

(1) Si elles ne sont tuberculeuses qu'à un faible degré, comme

Il n'est pas facile de reconnaître une vache tuberculeuse alors qu'elle n'est pas encore à une période avancée de la maladie. Un Français, M. le professeur Nocard, a indiqué un procédé qui permet d'être renseigné d'une façon certaine sur l'état de l'animal. Il consiste à lui injecter une petite quantité d'une substance appelée « tuberculine » (1). Si l'animal est bien portant, sa santé n'est en rien altérée par cette opération; si au contraire il est tuberculeux, il a de la fièvre pendant un jour ou deux. On dit alors qu'il « réagit ». Tout animal qui réagit doit être immédiatement séparé des autres. Ce procédé rend les plus grands services aux cultivateurs. Appliqué partout, il permettrait de supprimer la tuberculose du bétail.

Stérilisation du lait. — Le lait ne se conserve pas longtemps, surtout en été et par les temps orageux. Son altération est due à l'action des ger-

la maladie ne siège que dans le poumon, la viande peut, ainsi que nous le verrons plus loin, être utilisée pour l'alimentation, à la condition d'être mangée très cuite.

(1) La tuberculine a été découverte par un savant allemand, le professeur Koch, qui espérait, à l'aide de cette substance, guérir la tuberculose. Ce résultat n'a pas été obtenu, mais M. Nocard a fait de la tuberculine une précieuse application.

mes qu'il contient ou que l'air lui apporte. Si l'on détruit ces germes par la chaleur et qu'on mette ensuite le lait à l'abri de ceux qui existent dans l'air, en l'enfermant dans une bouteille bouchée avec soin, on peut le conserver aisément.

Cette opération, qui constitue la *stérilisation*, a un autre avantage : c'est de détruire, en même temps que les germes qui provoquent l'altération du lait, les microbes dangereux susceptibles de transmettre des maladies, tels que celui de la tuberculose.

Dans les pays où le lait est très abondant et ne peut être consommé sur place, la stérilisation est faite industriellement, c'est-à-dire dans des usines. On porte à une haute température une grande quantité de lait ; on le verse dans des bouteilles que l'on ferme hermétiquement et on l'expédie dans des villes.

Chacun peut faire cette opération lui-même : le lait est mis dans des flacons remplis au deux tiers et non bouchés ; ces flacons sont placés dans une bassine contenant de l'eau que l'on fait bouillir pendant quarante minutes ; ils sont retirés alors à un à un et bouchés immédiatement (1).

(1) Il existe des appareils composés d'une bassine couverte et

Le lait ainsi traité n'ayant pas été porté à une température aussi haute que celui qui a été stérilisé industriellement ne se conserve pas aussi longtemps. Néanmoins il peut être gardé 24 ou 48 heures et, comme l'autre, il ne contient plus de microbes dangereux. Aussi l'emploie-t-on beaucoup pour l'alimentation des petits enfants.

Falsifications du lait. — Le lait est l'objet de nombreuses falsifications : c'est d'abord la crème que les cultivateurs prélèvent pour faire le beurre, en privant ainsi le lait d'une de ses parties les plus nourrissantes. Les marchands entre les mains desquels il passe ensuite ne craignent pas d'y ajouter de l'eau plus ou moins propre, et, pour masquer cette fraude qui se reconnaît à la légèreté et à la couleur bleuâtre du lait, ils y mettent parfois de la farine et des substances colorantes.

Le lait ainsi modifié a perdu ses propriétés; il ne saurait nourrir les petits enfants dont il doit être l'unique aliment, et beaucoup meurent, tués par cette détestable mixture.

d'un panier en fil de fer dans lequel on place les flacons. Ceux-ci sont coiffés d'une rondelle en caoutchouc qui les bouche automatiquement au moment où l'on retire le panier de l'eau bouillante. On ne saurait trop recommander l'emploi de ces appareils.

Les gens qui se livrent à ce trafic ne se rendent sans doute pas compte des conséquences terribles que leur cupidité entraîne. Ils n'en sont pas moins très coupables et ils ont certainement une part de responsabilité dans la dépopulation de notre pays.

Beurre. — Nous avons vu que le lait se compose d'eau et de diverses substances parmi lesquelles de *petits globules graisseux*. Lorsque le lait est laissé en repos dans un endroit frais, ces petits globules, qui sont plus légers que l'eau, montent à la surface ; ils constituent la *crème*, avec laquelle on fait le *beurre*.

Pour cela, on place la crème dans un appareil bien clos et on l'agite de façon à ce que tous les globules se soudent les uns aux autres et forment une masse compacte. Il reste un liquide qu'on appelle *le lait de beurre* et qui peut encore être utilisé.

Le beurre est un aliment excellent et d'autant meilleur que le lait qui a servi à le faire provenait de bêtes mieux nourries.

Sa préparation a malheureusement tenté aussi les fraudeurs : ils y ajoutent une substance appelée *margarine*, qui n'est autre chose que de la graisse très fine. La margarine n'a pas sur la santé une influence mauvaise, mais elle est moins nourrissante et d'un goût beaucoup moins agréable que le beurre; aussi ce mélange malhonnête est-il absolument prohibé.

Fromages. — Quand le lait, écrémé ou non, est conservé trop longtemps ou quand on y ajoute de la présure, il devient aigre. Les matières solides se séparent des parties liquides et se réunissent en grumeaux auxquels on donne le nom de *caillé* et dont on fait le *fromage*. Le caillé se compose donc de petits globules de graisse et de la *caséine*, substances très nutritives qui font du fromage un excellent aliment.

Le fromage est cependant plus ou moins nourrissant, suivant qu'il est fabriqué avec du lait écrémé, c'est-à-dire dont on a enlevé la crème, avec du lait non écrémé, comme il est dit plus haut, ou avec du lait auquel on ajoute encore de la crème. Ces trois espèces de fromages sont appelées *maigres*, *demi-gras et gras*.

Les fromages varient également selon la préparation qu'on leur fait subir : les uns se mangent frais, tels les fromages blancs; d'autres sont salés, comme le Brie et le Livarot, fermentés, comme le Roquefort, ou cuits comme le Gruyère.

Œufs. — Les œufs sont un des aliments les plus nourrissants que nous ayons à notre disposition. D'une digestion facile, ils peuvent être donnés aux jeunes enfants et aux malades ; préparés de plusieurs manières différentes, incorporés dans une foule de plats, ils constituent une précieuse ressource.

On reconnaît qu'un œuf est frais lorsque, placé devant la flamme d'une bougie, il se montre transparent. Mis dans l'eau, l'œuf frais plonge ; celui qui n'est pas frais surnage.

Viande. Sa provenance. — La viande est douée de propriétés nutritives très remarquables ; mais, si utile qu'elle soit, elle n'est pas d'une nécessité absolue. Dans les campagnes en général, et surtout dans les contrées pauvres, les habitants n'en mangent qu'une ou deux fois par semaine, parfois plus rarement encore ; ils n'en ont pas moins une santé satisfaisante. Les végétariens, qui s'abstiennent systématiquement de viande, se portent également bien. Il est vrai que les uns et les autres ne font pas des végétaux leur nourriture unique; ils prennent des œufs et du lait, lesquels contiennent une partie des matières nutritives que la viande renferme.

Les animaux dont nous utilisons le plus ordinairement la chair sont le bœuf, le veau, le mouton et le porc. On fait dans les villes une assez notable consommation de la viande, des chevaux et des ânes; cette viande qui n'est pas mauvaise, se vend dans des boucheries spéciales. Les lapins, les poules, les oies, les canards et tous les animaux que l'on chasse sont également très recherchés.

Toutes les parties d'un animal ne sont pas également propres à l'alimentation; on emploie surtout les muscles qui constituent la viande proprement dite. Le cerveau, le cœur, le foie et les reins sont appréciés. Les autres parties ne se mangent pas ou ne sont consommées que dans une faible proportion; elles sont, ainsi que les déchets, utilisées par l'industrie.

Viandes malsaines. — On peut diviser les viandes en viandes saines, douteuses et malsaines.

Les *viandes saines* sont fournies par les animaux bien portants, abattus en pleine santé.

Les *viandes douteuses* sont celles des bêtes malades que l'on abat, des bêtes trop jeunes ou trop âgées, épuisées et amaigries.

Les *viandes malsaines* sont les viandes avariées et celles qui proviennent d'animaux mort snaturellement ou atteints de maladies transmissibles à l'homme.

Les viandes avariées provenant d'animaux morts produisent un véritable empoisonnement et peuvent entraîner des accidents graves.

Quant aux maladies susceptibles d'être transmises par la viande, des animaux à l'homme, les principales sont la tuberculose, le ver solitaire et la trichine.

La transmission de la tuberculose est surtout à craindre lorsque l'animal était gravement atteint et que la viande renferme des tubercules; elle doit être alors absolument rejetée. Mais quand il s'agit d'un animal au début de la maladie et dont le poumon seul est légèrement touché, la viande peut être livrée à la consommation.

Les animaux capables de transmettre par leur viande le *ver solitaire*, sont le bœuf et le porc. Ce n'est pas le ver lui-même qu'ils transmettent, mais seulement sa larve qui, parvenue dans l'intestin de l'homme, se développe et devient un ver dont la longueur atteint parfois plusieurs mètres. La maladie, caractérisée par la présence d'un grand nombre de larves dans la viande du bœuf et du porc, s'appelle la *ladrerie*.

La *trichine*, qui se rencontre aussi chez le porc, est causée par de petits vers roulés sur eux-mêmes et contenus dans une enveloppe, dont la viande est infestée ; ils pénètrent de la même façon dans les muscles de l'homme. Cette maladie est fréquente chez les porcs d'Amérique.

Précautions à prendre pour éviter la transmission, par la viande, des maladies contagieuses. — La première consiste à rejeter de l'alimentation toute viande suspecte. Dans les villes, une surveillance est organisée à cet effet sur les abattoirs, et les vétérinaires qui en sont chargés ne permettent pas que les viandes mauvaises soient livrées à la consommation.

Mais cette surveillance n'est pas exercée dans les campagnes où chaque boucher a sa tuerie particulière. Il est d'autre part fort difficile à une personne inexpérimentée de se rendre compte par le simple examen d'un morceau isolé, de la qualité de la viande qui peut être dangereuse tout en conservant une très belle apparence. Aussi le meilleur moyen de se mettre à l'abri de toute contagion est-il de *ne manger que de la viande très cuite.*

Nous avons vu que les microbes ne résistent pas à la chaleur et qu'une température élevée les tue infailliblement. Il en est de même des parasites qui causent le ver solitaire et la trichine; et c'est parce qu'en France on mange la viande de porc plus cuite qu'on ne le fait en Allemagne par exemple, que cette dernière maladie est très rare dans notre pays.

La cuisson de la viande donne donc une sécurité absolue; il faut qu'elle soit suffisamment prolongée et que les morceaux ne soient pas trop gros. Sans cela les parties extérieures subissent seules l'action de la chaleur et le milieu n'est presque pas atteint; la viande reste alors rouge dans sa partie centrale et les germes qui y sont contenus ne sont pas toujours détruits.

Poissons, crustacés, mollusques. — Au point de vue des matières nutritives qu'il contient, le poisson se rapproche de la viande, mais il n'a pas une égale valeur alimentaire. Comme il s'altère avec une grande rapidité, il doit être mangé très frais.

On peut en dire autant des homards, des langoustes, des écrevisses, des crevettes, des huîtres et des moules qui, lorsqu'ils sont gâtés, donnent lieu à des empoisonnements quelquefois mortels.

Ce danger n'est pas le seul que l'on ait à redouter : les huîtres qui ont été conservées dans des parcs (1) voisins de l'embouchure de rivières où sont déversées des eaux d'égout sont susceptibles de transmettre la fièvre typhoïde par l'eau qu'elles conservent entre leurs valves et que le consommateur absorbe. On peut conjurer ces accidents en préservant les parcs à huîtres de toute contamination par les eaux sales, ou en laissant pendant quelques jours dans la mer les huîtres de provenance suspecte, avant de les livrer à la consommation.

IV. — PRÉPARATION DES ALIMENTS

Condiments. — On donne le nom de condiments à des substances à peu près dépourvues de

(1) On appelle parc à huîtres un lieu préparé en vue de la reproduction et du grossissement des huîtres.

qualités nutritives propres mais qui, ajoutées aux aliments, leur communiquent une saveur particulière, rendent leur absorption plus agréable et leur digestion plus aisée.

Cependant le *sucre* et le *sel*, qui occupent parmi les condiments la première place, renferment des principes vraiment utiles.

Le vinaigre, le poivre, la moutarde, l'oignon, le persil, le cerfeuil, l'estragon, la vanille, etc., sont des condiments très appréciés grâce auxquels les viandes et les légumes peuvent être accommodés de cent manières différentes. De plus, ils facilitent la sécrétion de la salive et du suc gastrique et ont ainsi, au point de vue de la digestion, une heureuse influence.

Préparation des aliments. — La préparation des aliments, lorsqu'elle est faite avec soin, favorise leur utilisation aussi complète que possible et éveille le désir de manger. A cet égard, il n'est pas indifférent que les mets aient une apparence agréable et soient proprement servis. Quelque simple qu'elle soit, la nourriture peut toujours être appétissante et c'est là un luxe à la portée de toutes les bonnes ménagères.

Les ustensiles de cuisine doivent aussi retenir notre attention. Les casseroles en cuivre, lorsqu'elles ne sont pas soigneusement nettoyées, donnent naissance à un dépôt de vert de gris susceptible de communiquer aux aliments des propriétés nuisibles. Les plats étamés eux-mêmes, si l'étain contient une forte proportion de plomb, peuvent donner lieu à des accidents.

Aussi est-il préférable de n'employer les ustensiles de métal que pour la cuisson des aliments, mais de ne pas les y laisser séjourner. Pour les conserver, on se servira de préférence de vases en faïence ou en porcelaine, substances qui ne sont pas, comme le cuivre ou l'étain, attaquées par les acides.

Quant aux récipients en fer ou en fonte, ils ne présentent d'autre inconvénient que celui de se couvrir de rouille, s'ils ne sont pas bien entretenus.

V. — CONSERVATION DES ALIMENTS

Conservation des aliments par la dessiccation. — Qu'elles soient fournies par les animaux ou produites par le sol, la plupart des substances alimentaires sont susceptibles de s'altérer. Leur altération est l'œuvre des microbes dont l'action est grandement favorisée par l'humidité. C'est pourquoi celles de ces substances qui renferment des liquides, telles que la viande et les fruits, se gâtent rapidement, alors que les graines sèches, comme le blé et les haricots, se conservent indéfiniment pourvu qu'elles soient maintenues à l'abri de l'humidité.

De cette constatation découle un procédé applicable à beaucoup d'aliments : la *dessiccation*. Dans les pays chauds, on garde ainsi la viande après l'avoir exposée aux rayons d'un soleil brûlant. Chez nous, on emploie surtout ce procédé pour les fruits et on les fait de préférence sécher au four.

Conservation des aliments par les antiseptiques. Salaison. Fumage. — Nous savons que les microbes sont détruits par les antiseptiques; ceux de la putréfaction ne résistent pas plus que les autres à l'action de ces substances.

C'est en raison de ses propriétés antiseptiques (et aussi parce qu'il enlève aux viandes une partie de l'eau qu'elles contiennent), que le sel est très employé pour leur conservation et en particulier pour celle de la viande de porc. Ce procédé de préparation s'appelle *salaison*.

Toutefois le sel est le seul antiseptique qui puisse être utilisé pour cet usage. Les autres substances susceptibles de remplir le même but, telles que l'acide borique et l'acide salicylique, ne pourraient être mélangées aux aliments sans inconvénient pour la santé puisqu'elles sont des poisons pour nous comme pour les microbes. Aussi leur emploi est-il sévèrement interdit : il est à juste titre considéré comme une fraude et puni comme tel.

Un autre procédé, le *fumage*, utilisé surtout pour les jambons, les saucisses et les poissons, consiste à les exposer à la fumée d'un feu de bois. La fumée contient des matières antiseptiques qui pénètrent ces aliments et, en même temps, elle les dessèche.

Conservation des aliments par la chaleur et la privation d'air. Boites de conserves. — Ainsi que nous l'avons plusieurs fois rappelé, aucun microbe ne résiste à une température élevée. Il est donc naturel de détruire par la chaleur les germes qui se trouvent dans les substances alimentaires et qui peuvent être un obstacle à leur conservation.

Mais comme l'air contient lui-même un nombre infini de microbes, il faut, pour que ces substances n'en reçoivent pas de nouveaux, les mettre complètement à l'abri de son contact. On y arrive en les enfermant dans des boites en fer blanc dont on chasse l'air et que l'on bouche d'une façon hermétique. Elles se conservent alors sans aucune altération jusqu'au jour où, en ouvrant la boite, on y laisse pénétrer l'air et, avec lui, les germes de la putréfaction.

On peut garder de cette manière toutes sortes d'aliments sans avoir besoin de les dessécher, de les saler ou de les fumer.

Conservation des aliments par le froid. — Nous avons vu que les microbes ne sont pas tués par le froid et se conservent même dans la glace. Mais bien qu'ils ne soient pas détruits, ils ne peuvent se multiplier ni exercer leurs effets parce qu'ils ont besoin pour cela d'une certaine chaleur. On peut donc empêcher absolument leur action sur les substances que l'on désire garder, en maintenant celles-ci, soit dans la glace, soit, de préférence, dans des locaux où l'on a, par des moyens spéciaux, produit un froid intense.

C'est principalement la viande que l'on conserve de cette manière. On la retrouve, au bout de plusieurs mois, aussi agréable au goût et aussi nourrissante.

L'emploi de ce procédé permet de faire venir des contrées lointaines, notamment de l'Amérique du Sud, où les bœufs sont très abondants et d'un prix peu élevé, de grandes quantités de viandes qui sont transportées dans des bateaux aménagés à cet effet.

CHAPITRE VII

BOISSONS

Des boissons en général. — L'eau est la boisson naturelle de l'homme.

On répète souvent qu'elle est insuffisante pour soutenir les forces et que les gens qui se livrent à un travail pénible ne sauraient s'en contenter. C'est une erreur : les boissons fermentées telles que le vin, le cidre et la bière, qui contiennent de l'alcool et ont, pour cette raison, une influence excitante sur le cerveau, peuvent, à un moment donné, augmenter notre énergie, mais elles ne sont pas indispensables et beaucoup de gens s'en passent fort bien. Il y a en France des contrées montagneuses où les cultivateurs ne boivent que de l'eau et n'en sont pas moins robustes ; on en peut dire autant des soldats et d'un grand nombre d'ouvriers qui fournissent un rude travail.

Nous ne prétendons pas cependant qu'on doive s'abstenir de boissons fermentées; bien au contraire. Ces boissons sont agréables et leur usage modéré n'est point sans avantages. Mais il n'en est pas de même lorsqu'on les consomme en quantité trop grande. Elles provoquent alors l'ivresse et engendrent à la longue des maladies graves.

C'est donc, nous le répétons, *non pas l'usage, mais l'abus* des boissons fermentées qui est dangereux et qu'il importe d'éviter.

Vin. Sa préparation. — Le *vin* est la plus répandue des boissons fermentées.

Aussitôt que le raisin a été cueilli, on l'écrase et on le met dans une cuve où on le laisse pendant une huitaine de jours. Dès le second ou le troisième, et d'autant plus rapidement qu'il fait plus chaud, il se produit dans la cuve une sorte de bouillonnement et il s'en dégage des gaz qu'il est dangereux de respirer. C'est ce qu'on appelle la *fermentation*.

Ce fait a été observé de tout temps, mais c'est seulement depuis les découvertes de Pasteur que l'on sait que la fermentation est causée par des microbes contenus dans l'air, qui se multiplient aux dépens du raisin et lui font subir une véritable transformation.

Le vin est rouge ou blanc selon la couleur du raisin employé et la manière dont il est préparé, car on peut faire du vin blanc avec du raisin noir. Suivant la qualité du raisin et son degré de maturité, le vin contient plus ou moins d'alcool et se conserve plus ou moins bien.

Pour le rendre plus limpide, on lui fait subir un opération qu'on appelle le *collage*, qui consiste à verser dans le tonneau des blancs d'œufs battus ou du sang frais, lesquels entraînent au fond les matières colorantes.

En France où, sauf dans les départements du Nord, le sol et le climat se prêtent à la culture de la vigne, nous avons des vins excellents qui sont une des richesses de notre pays. Les plus réputés sont ceux du Bordelais, de la Bourgogne et de l'Anjou.

Usage du vin. Ses falsifications. — D'après un dicton ancien, le « vin est l'ami de l'homme ». Ce proverbe est vrai à la condition qu'on fasse du vin un usage discret. Au cours des repas, il est préférable de le couper de deux tiers d'eau au moins. Les enfants doivent en boire le moins possible et les petits enfants n'en pas boire du tout.

Bien que le vin soit très abondant en France, il est souvent, de la part des marchands, l'objet de falsifications qui le rendent nuisible.

La plus usitée, qu'on appelle le *mouillage*, consiste à y ajouter de l'eau, souvent même de l'alcool de mauvaise qualité et une matière colorante. Dans certains vins légers on introduit seulement de l'alcool destiné à le renforcer ; c'est le *vinage*. On met dans d'autres vins des substances antiseptiques comme l'acide salicylique (*salicylage*), qui sont dangereuses, même à faible dose, et sont absolument prohibées.

On autorise par contre l'introduction dans le vin d'une quantité limitée de plâtre destiné à le clarifier et à assurer sa conservation. Il y a une autre opération qui, faite avec soin, ne présente pas non plus d'inconvénients et peut être tolérée : c'est le *coupage*. Elle consiste à mélanger des vins très alcooliques et très colorés avec des vins peu chargés en alcool ; on obtient ainsi un produit moyen et plus agréable.

Le vin vendu au détail dans les grandes villes

subit souvent tant de transformations, parfois d'abord chez les producteurs, puis chez les marchands en gros et enfin chez les débitants, que le consommateur finit par boire un produit abominablement frelaté qui n'a du vin que le nom. Loin de donner des forces, ce mauvais liquide constitue un véritable poison.

Cidre.— Le cidre est la boisson ordinaire des habitants de la Normandie et de la Bretagne. On le fait avec des pommes; on prépare aussi avec des poires une boisson analogue qui s'appelle le poiré.

Pour faire le cidre, on écrase les pommes à l'aide d'une meule, puis on les met dans une cuve où elles restent environ 24 heures et où elles subissent une première et courte fermentation. On les porte ensuite sur le pressoir : le liquide qui s'écoule est le *gros cidre;* il renferme beaucoup d'alcool.

On enlève alors les pommes qui forment une masse compacte (la motte), on les sépare, on y ajoute de l'eau et on les presse de nouveau. On obtient ainsi le *petit cidre* qui est de qualité très inférieure au précédent et ne contient presque pas d'alcool. En mélangeant le gros et le petit cidre, on a le *cidre mitoyen*, boisson ordinaire des familles.

Le cidre est enfin placé dans de grands tonneaux dont la bonde reste ouverte et où s'opère une fermentation nouvelle. Ce n'est qu'au bout d'un mois au moins qu'il peut être bu; il faut alors le consommer tout de suite, car il se conserve mal, à moins qu'il ne soit en bouteilles.

Le cidre se gâte d'autant plus facilement que beaucoup de propriétaires normands, au lieu d'employer de l'eau pure pour faire le petit cidre, se servent à dessein de l'eau des mares qui contient des microbes de toutes sortes. C'est une pratique absurde, à la fois dangereuse pour la santé des consommateurs et préjudiciable aux intérêts des cultivateurs, puisque le cidre ainsi fabriqué est moins bon.

D'autres font le cidre avec des pommes avariées et, pour cacher son mauvais goût, y introduisent diverses substances dangereuses, notamment des sels de plomb.

Quand le cidre est bien fait, c'est une bonne boisson.

Bière. — La bière est une boisson fermentée préparée avec des grains d'orge que l'on fait germer, et du houblon. Au lieu d'orge, on peut employer à la rigueur les graines d'autres céréales, telles que l'avoine, le maïs, le blé, le seigle, le riz, etc.

La bière renferme une partie des substances contenues dans les graines utilisées pour sa fabrication et elle est, pour ce motif, une boisson nourrissante. Elle contient également de l'alcool en proportion variable (1 à 8 o/o), suivant les procédés employés. Ces procédés étant fort nombreux, il y a de nombreuses qualités de bières, mais elles se rapportent en général à deux types principaux, les bières fortes et les bières légères. Les dernières, moins chargées en alcool, doivent être préférées.

Les bières se conservent difficilement, surtout par petites quantités. Aussi les brasseurs et plus encore les débitants y ajoutent-ils des substances antiseptiques dont nous avons à diverses reprises signalé les inconvénients.

Quand la bière n'a pas subi ces falsifications, c'est une boisson saine et qui désaltère bien. Dans le Nord de la France, où le vin manque, on en fait une très grande consommation.

Alcools et liqueurs. — *L'alcool* est un liquide que l'on retire de diverses substances au moyen de la *distillation.*

Autrefois on ne le préparait qu'avec du vin. Cet alcool n'était pas abondant et coûtait cher; on en buvait fort peu. Aussi sa consommation ne constituait-elle pas un danger.

Aujourd'hui on fabrique de l'alcool avec toutes sortes de substances : on en extrait des fruits (kirsch, genièvre), de la canne à sucre (rhum), et même des graines, de la pomme de terre et de la betterave. Ces différents alcools, les derniers surtout, contiennent de nombreuses impuretés et, bien que les distillateurs s'efforcent de les faire disparaître (1), ils n'en sont pas moins, pour la plupart, des produits détestables au point de vue de la santé.

On peut en dire autant des *liqueurs* qui sont des alcools de qualité plus ou moins mauvaise, additionnés de beaucoup de sucre, et dans lesquels on fait infuser diverses plantes, baies ou noyaux, dont ils prennent le goût. Quelques-unes de ces plantes renferment elles-mêmes une essence

(1) C'est ce qu'on appelle *rectifier l'alcool.*

nuisible qui ajoute son effet fâcheux à celui de l'alcool. Tel est le cas de l'absinthe, dont on fait chez nous un si grand usage.

L'alcool sert également à fabriquer certains vins comme le vermouth, à conserver des fruits dans lesquels il pénètre, tels que les prunes et les cerises dites à l'eau-de-vie. En un mot, il est présenté sous les formes les plus variées. Mais quelles qu'elles soient, sa consommation, ainsi que nous le montrerons, reste également dangereuse.

Il est donc préférable de s'abstenir de boire de l'alcool pur et de se contenter de celui qui est contenu dans le vin, le cidre et la bière.

L'alcool ne donne pas de forces. — L'alcool produit une certaine excitation et cela fait croire qu'il donne des forces. Aussi beaucoup d'ouvriers sont-ils convaincus qu'ils ont besoin d'alcool et que, sans lui, ils ne pourraient accomplir leurs travaux. Rien n'est plus faux et on ne saurait trop protester contre cette erreur si répandue.

Loin de donner des forces, l'alcool les fait perdre. Sur le moment, il est vrai, il excite le cerveau et provoque un certain entrain, mais cet entrain est factice, il tombe vite et ceux qui l'ont éprouvé restent plus déprimés qu'auparavant. Pour se donner de nouveau du courage, ils reprennent de l'alcool, et on voit des gens se soutenir ainsi et ne pouvoir plus se passer d'alcool parce qu'ils se sont créés une habitude et un besoin.

L'alcool agit sur nous comme un coup de fouet sur un cheval ; en frappant un cheval on l'excite, mais on ne lui donne pas de forces ; si l'on veut qu'il fasse un bon service, il faut le bien nourrir et le bien soigner ; on n'a pas alors besoin de le pousser. Il en est de même de l'homme : quand il s'alimente convenablement et ne fait pas d'excès, il est fort et robuste et l'acool est pour lui sans utilité.

Il faut donc réserver l'alcool pour les cas où l'on est déprimé, comme dans certaines maladies où il devient un remède véritable (1). Mais à l'ordinaire, il n'est pas plus avantageux d'en boire que de prendre de la quinine ou de l'opium.

L'alcool est un poison. — Non seulement l'alcool est inutile, mais il est dangereux.

(1) En Suède, l'alcool se vend chez les pharmaciens. L'exemple de ce pays doit être bien encourageant pour nous, car l'alcoolisme y a régné longtemps et y a fait un mal effroyable. Grâce aux mesures énergiques qu'ils ont su prendre, les Suédois ont enrayé ce mal et on ne consomme presque plus d'alcool dans leur pays.

Pris en notable quantité, il détermine l'ivresse, état dégradant dans lequel l'homme ne se connaît plus et commet des actes honteux dont il n'a pas conscience.

Quand l'alcool est consommé par petites quantités à la fois, l'exaltation qu'il provoque ne va pas jusqu'à l'ivresse, mais il n'en produit pas moins ses redoutables effets qui sont plus marqués lorsqu'on le prend à jeun.

Il fatigue l'estomac, diminue l'appétit et empêche la digestion de s'accomplir d'une façon normale; l'estomac en arrive à ne pouvoir supporter aucun aliment. La vue s'affaiblit, les mouvements deviennent moins sûrs et un tremblement continuel agite les mains. Tous ces troubles dénotent un grand ébranlement de la santé générale. Aussi les alcooliques offrent-ils un terrain propice aux microbes, et beaucoup meurent-ils emportés par des maladies auxquelles ils n'étaient pas à même de résister.

C'est principalement sur le cerveau que se porte l'action malfaisante de l'alcool : chez les buveurs invétérés, l'intelligence s'obscurcit peu à peu, la mémoire diminue et souvent la raison s'égare.

La plupart des aliénés sont des alcooliques. A

mesure que la consommation de l'alcool a augmenté en France, le nombre des fous y est devenu plus grand. Aujourd'hui tous les asiles sont pleins et on est obligé d'en créer de nouveaux. C'est une des choses qui montrent le mieux le danger effroyable de l'alcool et le mal qu'il cause à notre pays.

Un autre fait le prouve, c'est l'augmentation également notable des crimes. Chaque jour on voit dans les journaux qu'un alcoolique a tué, dans un moment de fureur, sa femme ou ses enfants, ou blessé un camarade dans une rixe.

L'alcool est donc une cause de danger public et les efforts des honnêtes gens doivent tendre à en restreindre le plus possible la consommation.

Café. Thé.— Le *café* est la graine du caféier, petit arbrisseau dont la culture occupe d'immenses espaces dans les contrées chaudes de l'Amérique et de l'Asie.

Après avoir fait griller cette graine (1), on la moud et on obtient, en versant sur la poudre de l'eau bouillante, le liquide parfumé et agréable au goût qu'on appelle communément *café*.

(1) Cette opération se nomme « torréfaction ».

Le café a lui aussi sur le cerveau une action légèrement excitante; pris à haute dose, il empêche le sommeil et peut même causer un certain malaise, mais il n'est pas pour cela un poison comme l'alcool. Absorbé en quantité modérée, il n'a au contraire que des avantages; il est tonique et facilite la digestion. Mélangé à l'eau, il constitue une boisson excellente et très hygiénique.

Dans les pays chauds, où l'alcool est particulièrement dangereux et où le vin lui-même est mal supporté, le café rend des services considérables.

Le *thé* est la feuille séchée d'un arbrisseau cultivé surtout en Chine, au Tonkin, au Japon, au Brésil et en Australie.

Infusée dans l'eau bouillante, elle donne une boisson aromatique, qui possède une partie des propriétés du café et qui est également très saine.

CHAPITRE VIII

HABITATION

Emplacement de l'habitation. Sous-sol. — L'emplacement d'une habitation demande à être choisi avec soin; il importe d'écarter, en raison des inconvénients qu'ils présentent, les terrains bas et imprégnés d'eau ou ceux qui sont formés d'immondices accumulées, comme on en voit aux environs des grandes villes.

La maison ne doit pas être élevée directement sur le sol : pour assurer sa solidité et sa salubrité, on enlève la terre à une certaine profondeur et on établit les fondations. On ménage ainsi au-dessous de l'édifice un espace où l'air pénètre et qui empêche l'humidité de se faire sentir dans ses parties supérieures ; c'est la cave.

La cave, dont la température se maintient fraîche, est également utile pour la conservation du laitage, de la viande, du vin et des autres denrées alimentaires qui s'altéreraient rapidement dans un endroit plus chaud.

Mais la cave ne doit jamais servir à l'habitation ; son humidité, l'absence de lumière, les difficultés que l'on éprouve à y renouveler l'air, la rendent aussi impropre que possible à cet usage. Les malheureux qui en sont réduits à vivre dans de pareils logis sont minés par l'anémie et les maladies font parmi eux de grands ravages. On ne saurait être privé impunément de la lumière du soleil et de l'air épuré par ses rayons.

Dans les villes, où le terrain est cher, on installe souvent dans le sous-sol des ateliers et des cuisines qui prennent jour par leur partie supérieure, au ras de la chaussée. Bien que ces locaux soient eux-mêmes sur une cave et qu'on s'efforce de les aérer par divers moyens, ils n'en sont pas moins défectueux et l'hygiène les condamne.

Murs.—Pour protéger d'une manière efficace les habitants contre les influences atmosphériques, les murs extérieurs des maisons doivent avoir une épaisseur notable.

On peut toutefois obtenir le même résultat sans

employer autant de matériaux, en construisant, au lieu d'un seul, deux murs parallèles entre lesquels on laisse un espace de 10 à 15 centimètres que l'air vient occuper. Comme l'air transmet mal la chaleur, il forme autour de l'habitation une couche isolante et, suivant l'expression consacrée, un véritable « matelas d'air ». Cette disposition rend de grands services pour la construction des maisons légères dont les murs, faits de deux parois en briques séparées, présentent, au point de vue de la protection contre les variations de température, les mêmes avantages que s'ils étaient en pierres. Le résultat est meilleur encore si l'on introduit dans cet espace des substances mauvaises conductrices de la chaleur, telles que la laine de scories ou les rognures de liège, qui ne l'obturent pas complètement et emprisonnent beaucoup d'air entre leurs grains.

C'est pour une raison semblable qu'on emploie dans les pays froids des doubles fenêtres entre lesquelles une couche d'air est ménagée.

La construction d'une maison nécessite l'emploi d'une quantité d'eau considérable qui s'évapore ensuite en grande partie, mais d'une façon si lente que les murs dégagent pendant plusieurs mois une humidité dangereuse. Il n'est pas possible de fixer le temps que l'on doit laisser s'écouler avant d'habiter une maison neuve ; il varie forcément suivant l'épaisseur des murs et les matériaux employés. Mais on ne saurait en tout cas se montrer trop prudent. Les personnes qui « essuient les plâtres » sont exposées à contracter des rhumatismes.

Si l'on fait du feu afin de sécher plus vite les murs, il faut avoir soin d'ouvrir les fenêtres pour permettre à l'humidité de s'échapper au dehors et éviter que l'eau ne vienne, lorsque le feu est éteint, se condenser de nouveau à leur surface.

A l'intérieur, les murs sont recouverts de boiseries, de papiers, ou tendus d'étoffes qui présentent l'inconvénient de retenir les poussières et les microbes. Ils peuvent aussi être peints à l'huile et ils sont alors faciles à nettoyer par un simple lavage. Ce dernier mode de revêtement doit être employé de préférence pour les locaux destinés à contenir un grand nombre de personnes, tels que les ateliers, les écoles, les crèches, et surtout les hôpitaux. On a soin d'arrondir tous les angles, afin de rendre le nettoyage plus aisé.

Enfin les murs peuvent être simplement blanchis à la chaux : ce badigeonnage propre et économique est excellent au point de vue de l'hygiène, la chaux étant, comme nous l'avons dit, une substance antiseptique.

Planchers.— Les parois horizontales des habitations sont recouvertes, soit avec des planches (planchers), soit avec d'étroites lames de bois dur (parquets), soit au moyen de briques plates, de carreaux de grès ou de faïence, etc.

Quels que soient les matériaux employés, ils doivent former une surface unie et ne pas laisser entre eux d'interstices dans lesquels les poussières puissent se loger. Ce n'est malheureusement pas ce qui existe d'habitude.

Il y a au-dessous du plancher, entre celui-ci et le plafond de l'appartement situé à l'étage inférieur, un espace d'environ 20 centimètres d'épaisseur, appelé l'*entrevous*. Quand le plancher ou le carrelage est mal joint, la boue apportée du dehors et les germes qu'elle contient pénètrent dans l'entrevous. Les microbes s'y conservent indéfiniment et, lorsqu'ils en sortent sous une influence quelconque, ils peuvent provoquer des maladies. On a vu, par exemple, dans une caserne, des soldats habitant une chambrée où il y avait eu auparavant des hommes atteints d'une affection contagieuse, tomber malades à leur tour, et le fait se renouveler jusqu'à ce que l'on eût enlevé le par quet et désinfecté l'entrevous.

On évite ces accidents en employant de préférence, pour le revêtement des parois horizontales, les matériaux qui se joignent le mieux et peuvent être nettoyés le plus facilement. A ces deux points de vue, les parquets bien faits et les carreaux présentent de grands avantages. Mais on peut aussi, en bouchant avec du coaltar ou de la paraffine les fissures qui existent dans les planchers éviter les inconvénients que nous venons de signaler.

Aération des appartements. Cube d'air. — La respiration d'un air pur étant indispensable à l'entretien de l'existence, les appartements que nous habitons et en général tous les locaux dans lesquels nous sommes appelés à séjourner, bureaux, ateliers, magasins, doivent contenir une quantité d'air suffisante à nos besoins.

Pour cela, deux conditions sont nécessaires : il faut que ces locaux aient des dimensions convenables et que l'air puisse s'y renouveler aisément.

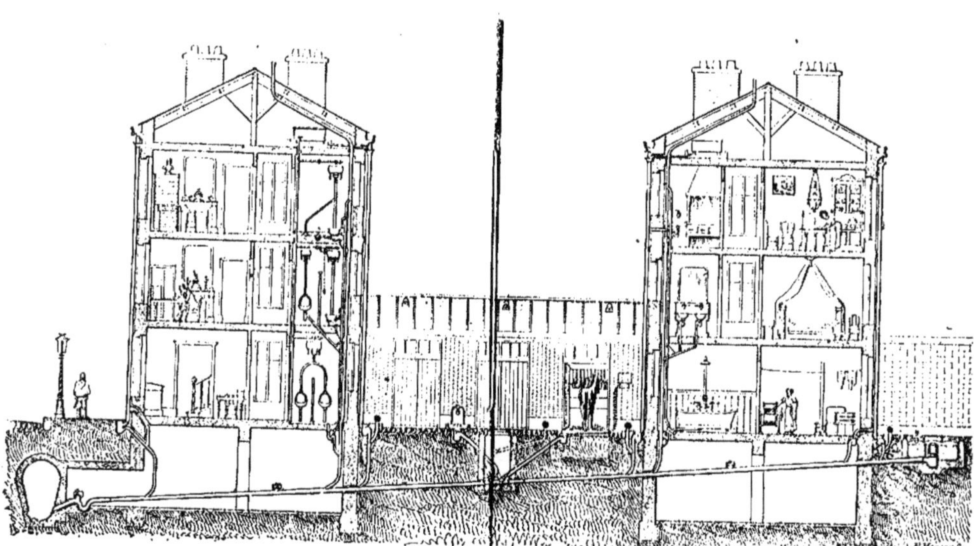

Fig. 10. — Ensemble du drainage d'une maison.
(Système du tout à l'égout) (p. 125).

Ces deux conditions sont étroitement liées l'une à l'autre. Il est évident que plus l'air d'une pièce se renouvelle, moins il est nécessaire que cette pièce soit vaste ; il y a lieu d'autre part de tenir compte du nombre de personnes qui doivent l'habiter. Aussi est-il impossible d'indiquer d'une façon absolue les dimensions que doit avoir un appartement. On a pu cependant établir certaines règles suivant l'usage auquel les locaux sont destinés.

Pour apprécier les conditions que présente une pièce au point de vue de l'aération, on mesure sa longueur, sa largeur et sa hauteur, et on multiplie les uns par les autres les chiffres obtenus. Supposons qu'une chambre ait 3 mètres dans chaque sens, la multiplication de ces chiffres donnera le nombre 27 qui représentera en mètres cubes la capacité de la chambre, c'est-à-dire son « *cube d'air* ».

Il faut défalquer du cube d'air d'une chambre la place occupée par les gros meubles qui peuvent le diminuer d'une façon notable.

Renouvellement de l'air. Ventilation. — L'air respiré étant impropre à être utilisé de nouveau, il est, comme nous venons de le dire, indispensable d'assurer son renouvellement.

Le meilleur moyen est d'ouvrir largement les fenêtres, lesquelles doivent être aussi nombreuses et aussi vastes que possible. Quand elles sont situées sur les côtés opposés de la pièce, on provoque, en les ouvrant à la fois pendant quelques instants, un courant d'air violent qui entraîne au dehors l'air vicié et constitue le mode le plus complet d'aération.

Le renouvellement de l'air ne se fait pas par les fenêtres seules; il se produit continuellement et d'une façon insensible par les joints des croisées et des portes, et la quantité d'air qui passe ainsi est considérable.

On peut encore faciliter ce renouvellement en remplaçant un des carreaux du haut de la fenêtre par une vitre percée de petits trous (vitre perforée), ou par deux vitres parallèles qui, l'une dans sa partie supérieure, l'autre dans sa partie inférieure, n'atteignent pas le cadre de bois, et entre lesquelles l'air peut circuler. On remédie ainsi aux dimensions insuffisantes d'une pièce, en y faisant arriver une plus grande quantité d'air neuf.

Les cheminées, pendant l'hiver surtout, contribuent à l'aération en entraînant au dehors l'air des appartements; les pièces où il y a des cheminées sont donc plus saines.

Dans les locaux occupés par un grand nombre de personnes, tels que les salles de réunion et de spectacle, il n'est pas possible de donner à chacune le cube d'air nécessaire, ni d'assurer son renouvellement par les moyens habituels. L'emploi de procédés particuliers permet d'envoyer dans la salle un courant ininterrompu d'air frais et d'assurer l'évacuation de l'air vicié. On produit alors une *ventilation* véritable qui, pour n'être pas désagréable, doit rester insensible.

Aération des pièces où l'on couche. — S'il est bon de donner à toutes les pièces d'une maison des dimensions suffisantes, cela est particulièrement indispensable pour les chambres où l'on couche et dont l'air n'est pas renouvelé durant la nuit. Aussi doit-on, autant que possible, n'utiliser pour cet usage que les pièces ayant un cube de 30 mètres environ par personne. Les pièces occupées pendant le jour seulement peuvent avoir de moindres dimensions.

Les *alcôves*, celles surtout qui sont complètement fermées, sont malsaines.

Une disposition plus fâcheuse encore est celle qui consiste à établir au fond d'une pièce une séparation horizontale sur le milieu de la hauteur, pour y installer un ou plusieurs lits. C'est ce qu'on appelle une *soupente*. Les personnes qui couchent dans ces réduits, installés le plus ordinairement dans les cuisines ou les ateliers, ne respirent qu'un air vicié et dont le renouvellement est impossible.

Quand les chambres à coucher sont trop petites, il faut assurer leur aération par l'un des procédés que nous avons indiqués.

Il en est un autre fort simple et qui tend à se répandre : il consiste à laisser, en se couchant, la fenêtre légèrement entr'ouverte. Beaucoup de personnes le font pendant l'été, quelques-unes même en hiver. On ne peut cependant recommander d'une façon absolue cette pratique, car les gens qui ont la gorge délicate ne supportent pas toujours l'air frais de la nuit. En tout cas, il ne faut pas que cet air arrive directement sur la figure du dormeur; l'interposition d'un rideau permet de conjurer cet inconvénient.

On ne saurait attacher trop d'importance à l'aération des appartements : une atmosphère confinée engendre l'anémie et favorise l'apparition de la tuberculose.

Cabinets d'aisances. Evier. Annexe des habitations. — Les cabinets d'aisances mal construits et mal entretenus sont une cause d'insalubrité permanente. Ils sont cependant, au point de vue de l'hygiène, une des pièces les plus importantes de l'habitation, une de celles qui exigent le plus d'air et de lumière. Ils doivent donc être pourvus d'une fenêtre et prendre jour au dehors.

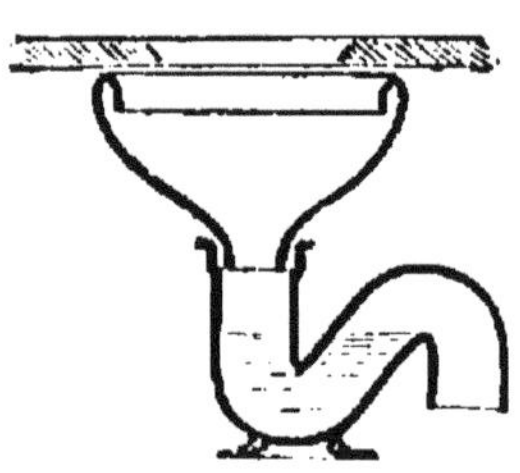

Fig. 11. — Siphon pour latrines.

Dans les maisons modernes, on interpose entre le siège et le tuyau qui conduit les matières dans la fosse ou l'égout (fig. 10, p. 122) un siphon, c'est-à-dire un conduit ayant une double courbure (fig. 11.) La courbure inférieure contient toujours de l'eau, et cette eau empêche les mauvaises odeurs de monter de la fosse ou de l'égout dans l'appartement. Elles s'échappent au dehors au moyen d'un tuyau spécial en communication avec l'air extérieur. Après chaque visite, une dizaine de litres d'eau sont projetés brusquement dans la cuvette, entraînent les matières et remplissent de nouveau le siphon.

Une disposition analogue est employée pour

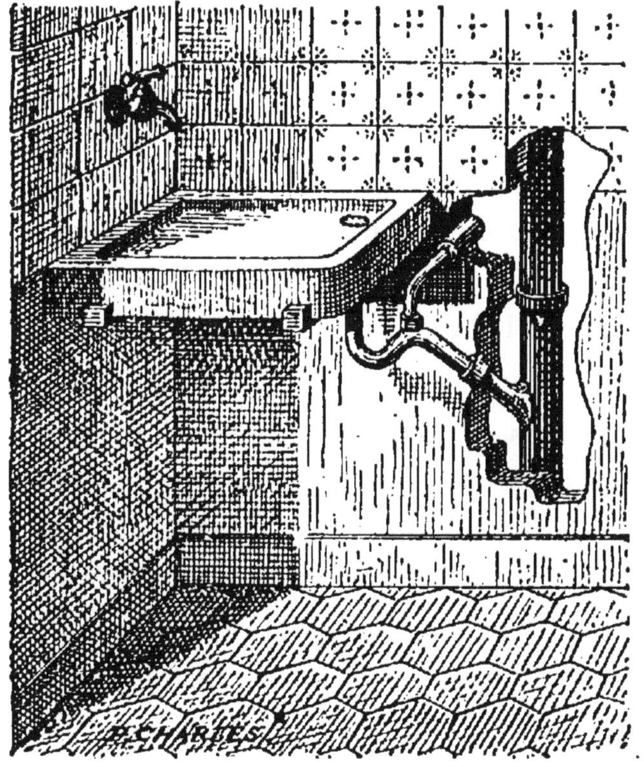

Fig. 12. — Evier salubre.

les éviers, qui ne répandent ainsi aucune odeur (fig. 12).

Les bâtiments dans lesquels sont installés des ateliers qui dégagent des odeurs malsaines doivent être séparés des habitations parce que leurs émanations vicient l'air. Pour cette raison, les établissements servant à certaines industries insalubres sont, d'après la loi, placés en dehors des villes et loin des habitations.

Il faut éloigner également des maisons les écuries, les porcheries, les poulaillers, dont le voisinage ne présente que des inconvénients. La coutume, encore existante parmi les paysans de quelques départements, de placer les chambres au-dessus de l'étable est très défectueuse.

Meubles, rideaux et tapis. — Les meubles peuvent contribuer à rendre un appartement malsain en retenant les microbes. C'est le cas des lourds bahuts, des armoires énormes, derrière lesquels les poussières s'accumulent et où il est difficile de les atteindre ; c'est le cas surtout des meubles recouverts d'étoffe, des rideaux, des tapis qui offrent aux microbes des abris multiples. Aussi faut-il en réduire autant que possible le nombre, surtout dans les chambres des malades, et veiller à leur entretien. Les tapis et les rideaux seront souvent battus hors de la maison et non pas secoués par les fenêtres.

Les lits, dans lesquels le contact de notre corps apporte chaque jour des germes divers, méritent des soins particuliers. Il faut préférer ceux qui sont les plus faciles à tenir propres, c'est-à-dire les lits en fer ou en cuivre et à sommier métallique.

Les matelas doivent être refaits fréquemment.

Il est bon que les lits des enfants soient étroits et un peu durs : un seul matelas est pour eux suffisant.

Pour pouvoir être proprement tenus, les lits doivent être mobiles et non fixés au mur comme ceux des cultivateurs bretons qui sont de grandes armoires, complètement fermées en haut et sur les côtés, et abordables seulement par devant. Il est impossible de nettoyer ces lits qui sont de véritables nids à microbes, et qui contribuent dans une large mesure à la propagation des maladies contagieuses.

Nettoyage des appartements. — Avant de balayer un appartement, il faut ouvrir les fenêtres afin de permettre à la poussière de s'échapper. Si le plancher peut être nettoyé avec une serpillière humide, on emploiera ce moyen de préférence puisqu'il dissémine moins la poussière.

Les meubles doivent être essuyés à l'aide d'un linge et non époussetés avec un plumeau, dont l'unique effet est de changer la poussière de place.

Les soins ordinaires de propreté suffisent pour entretenir une maison ou un appartement en état de salubrité, mais si l'un des habitants est atteint d'une maladie contagieuse, il devient indispensable de désinfecter non seulement la chambre qu'il a occupée, mais toutes les pièces où se sont tenues les personnes qui lui ont donné des soins et où elles ont pu transporter les germes de la maladie.

Il est très utile de prendre la même précaution lorsqu'on vient habiter une maison ou un appartement nouveau, à moins qu'ils n'aient été complètement remis à neuf. On ignore en effet si les précédents occupants n'étaient pas atteints d'affections transmissibles, telles que la tuberculose, dont ils auraient laissé les germes dans le local.

C'est ce qui rend le logement dans les hôtels garnis particulièrement dangereux.

Chauffage

Cheminées et poêles. — On chauffe les maisons en y faisant brûler du bois, du charbon, du coke, du gaz d'éclairage, ou en y amenant de l'air ou de l'eau dont la température a été préalablement élevée.

Quelles qu'elles soient, les substances employées pour le chauffage dégagent en brûlant des gaz (1) qu'il est dangereux de respirer et qui doivent être évacués au dehors.

Le plus usité des moyens de chauffage est la *cheminée* ; c'est en même temps le plus hygiénique parce qu'il se fait par la gaîne un appel d'air qui renouvelle incessamment l'atmosphère de la pièce. Mais ce procédé de chauffage est coûteux, la plus grande partie de la chaleur s'échappant avec la fumée et n'étant pas utilisée.

Les *poêles* permettent de profiter mieux du combustible, surtout lorsqu'ils ont de longs tuyaux qui, chauffés par la fumée et les gaz, échauffent eux-mêmes la chambre.

Les poêles en faïence, employés surtout dans les pays du Nord, répandent une chaleur douce ; les poêles en fonte, lorsqu'ils n'ont pas une double enveloppe et qu'ils sont chauffés au rouge, laissent passer à travers leur paroi une petite par-

(1) Acide carbonique et oxyde de carbone.

tie des gaz produits par la combustion. Aussi causent-ils parfois des maux de tête.

Si, pour ralentir le chauffage, on tourne la clef qui ferme le tuyau de dégagement du poêle, on empêche plus ou moins complètement l'évacuation des gaz et on s'expose à l'asphyxie.

Poêles mobiles. — L'asphyxie est surtout à redouter avec les poêles mobiles, et ce danger est d'autant plus grand que beaucoup de gens s'imaginent que ces poêles, n'ayant pas besoin d'un fort tirage, peuvent être tout simplement laissés au milieu d'une chambre. Aussi les accidents sont fréquents et les cas de mort ne sont même pas rares chez les personnes qui se servent de ces appareils sans prendre des précautions suffisantes.

Le principal avantage du poêle mobile est de pouvoir être transporté tout allumé d'une pièce dans une autre, mais il faut, comme pour tous les autres poêles, que les gaz nuisibles soient évacués au dehors. Il est donc indispensable que le tuyau de dégagement débouche dans une cheminée, et que, pour éviter le refoulement de ces gaz, l'orifice de la cheminée soit fermé par une plaque de tôle.

Même avec ces précautions, le poêle mobile reste un système de chauffage assez médiocre qui donne une chaleur lourde et pénible; il mérite cependant d'être pris en considération à cause de sa commodité et de son économie. Aussi peut-on l'employer pour élever la température d'un vestibule, d'un escalier, ou d'une très grande pièce, mais il ne faut jamais laisser, pendant la nuit surtout, un appareil de ce genre dans une chambre à coucher.

Les briquettes, dont on se sert pour chauffer les voitures fermées, présentent le même danger que les poêles mobiles, à moins qu'elles ne soient placées au-dessous de la caisse et ne brûlent à l'air libre. Elles ont occasionné des accidents graves, parfois même mortels. Aussi faut-il se servir de préférence de bouillottes ou de briques chaudes.

Calorifères et appareils de chauffage à eau et à vapeur. — Pour chauffer un grand bâtiment ou une maison entière, on emploie souvent les *calorifères*. On appelle ainsi des appareils composés d'un foyer placé sous la partie inférieure de l'édifice, et au moyen duquel on chauffe de l'air qui est ensuite distribué dans toutes les pièces par des conduits de grès. Il va sans dire que l'air ainsi chauffé n'est pas celui qui s'échappe du foyer, autrement il serait mélangé à la fumée et aux gaz dangereux qui sont évacués à part.

Le chauffage par le calorifère n'en est pas moins assez défectueux parce que l'air chaud qu'il introduit dans les appartements est sec, pénible à respirer et souvent chargé des poussières qui s'accumulent dans les gaines.

Il faut préférer aux calorifères les appareils qui amènent dans les locaux de l'eau chaude ou de la vapeur d'eau contenus dans des conduits de fonte auxquels on fait subir de nombreuses inflexions pour augmenter leur surface de dégagement. On place ces conduits contre les murs qu'ils échauffent. L'arrivée de l'eau chaude ou de la vapeur peut être réglée à volonté.

Logements insalubres

Logements insalubres. Habitations à bon marché. — C'est un fait connu que la mortalité est plus considérable dans les maisons mal disposées et mal tenues où les habitants sont entassés les uns sur les autres et ne respirent qu'un air vicié. Quand une épidémie éclate dans une ville, les quartiers ainsi construits sont toujours ceux où elle exerce le plus de ravages.

Afin de diminuer dans une notable mesure les inconvénients résultant de l'insalubrité de ces immeubles, une loi a été édictée en 1850 qui oblige les propriétaires à effectuer les modifications ou les réparations reconnues indispensables. Les locataires ont en conséquence le droit de signaler au maire les causes d'insalubrité; leur réclamation est soumise à une commission spéciale composée de médecins, d'architectes et d'autres personnes compétentes, appelée « commission des logements insalubres », et le conseil municipal invite, s'il y a lieu, le propriétaire à procéder à l'amélioration demandée.

Mais cette loi, mal appliquée en raison des lenteurs et des difficultés qu'elle entraîne, ne suffit pas à protéger contre les dangers résultant d'une habitation malsaine, la santé des personnes de condition modeste.

Pour leur assurer des logements convenables, diverses associations se sont fondées; la plus importante est la « Société française des habitations à bon marché ». Ces sociétés, dont le but est philanthropique, font construire dans des conditions satisfaisantes d'économie et d'hygiène, soit de grands immeubles, soit de petites maisons entourées d'un jardin, qu'elles louent aux ouvriers à un prix aussi réduit que possible, et elles rendent ainsi à toute une partie de la population un important service.

CHAPITRE IX

SOINS DU CORPS

Utilité des soins du corps.—Les soins du corps sont indispensables au maintien de la santé.

Il se produit d'une façon continuelle à la surface de la peau, par de petits orifices appelés *pores*, une élimination de sueur contenant des substances devenues inutiles à l'organisme. Pour que cette élimination puisse se faire aisément, il faut que la peau ne soit pas recouverte de crasse; elle ne remplira donc son rôle, elle ne fonctionnera bien, qu'à la condition d'être entretenue dans un état de propreté suffisant.

La saleté ne présente pas le seul inconvénient de compromettre dans une certaine mesure la santé générale; elle favorise l'apparition des maladies de la peau telles que la gale et les éruptions de toutes sortes. La présence des puces et des punaises est également entretenue par la malpropreté. Ajoutons que les gens peu soigneux répandent une odeur désagréable.

Les parties du corps qui doivent être lavées le plus souvent sont naturellement celles qui, n'étant pas protégées par les vêtements, se salissent le plus ; il ne faut pas cependant se contenter de cette propreté apparente. La figure et le cou seront lavés chaque jour au savon et de préférence à l'aide d'une serviette, les éponges présentant l'inconvénient de ne pouvoir être elles-mêmes facilement nettoyées. Les pieds seront lavés à l'eau chaude, une fois au moins par semaine, et le reste du corps une fois au moins tous les quinze jours.

Les ongles seront tenus courts, ce qui est le meilleur moyen d'empêcher l'accumulation des saletés dans leurs interstices.

Bains. — *Les bains chauds* nettoient mieux que les bains froids; ils ont en outre une action reposante. Tout le monde connaît le bien-être qu'ils procurent après un voyage ou une course pénible.

Ils se prennent, soit dans des baignoires, soit dans des piscines. Mais les piscines sont difficiles à installer; quant aux baignoires, leur usage est coûteux et on ne peut en avoir un nombre suffisant dans les établissements où beaucoup de personnes

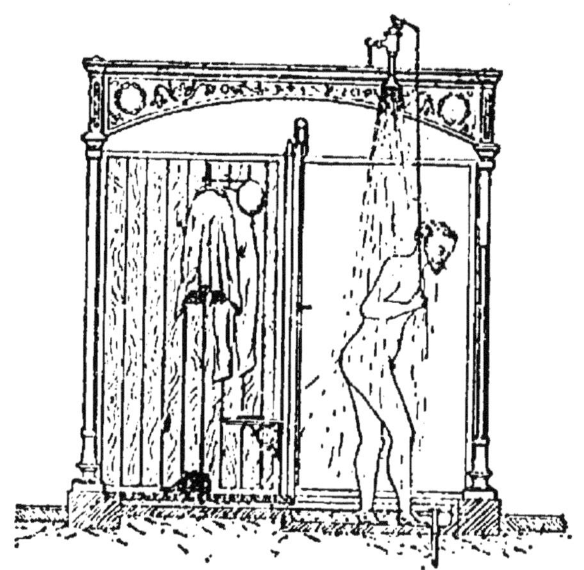

Fig. 13. — Bain douche.

sont appelées à s'en servir à la fois. Aussi pour les casernes, les grandes écoles, les collèges, se sert-on de préférence du bain douche.

Le *bain douche* consiste dans l'aspersion du corps au moyen d'eau tiède tombant sous forme de pluie et dont le baigneur provoque lui-même la chute (fig. 13). Les bains douches sont agréables, peu coûteux et n'occasionnent aucune perte de temps. Aussi constituent-ils une excellente mesure de propreté pour les gens occupés, notamment pour les ouvriers qui exercent des travaux salissants. Dans plusieurs villes, en particulier à Bordeaux (1), on a installé des établissements de ce genre qui sont très fréquentés ; il serait à souhaiter que toutes fussent pourvues de bains analogues.

Les *bains froids* ont une action stimulante, à la condition d'être très courts. Si l'on reste trop longtemps dans l'eau, il devient difficile de se réchauffer ensuite, de faire, suivant l'expression consacrée, sa *réaction*.

On peut utiliser aussi l'eau froide sous forme de *douche* et d'*affusion*. Ce dernier moyen ne saurait, en raison de sa simplicité et de ses avantages, être trop recommandé. Employé chaque matin au réveil, il assure la propreté du corps en même temps qu'il le fortifie.

Pour faire des affusions froides, il est bon d'avoir un *tub*, sorte de grande cuvette en zinc, à fond plat, de 90 centimètres environ de diamètre. On se place au milieu et, à l'aide d'une grosse éponge,

(1) A Bordeaux, les bains douches, savon compris, ne coûtent que quinze centimes pour les adultes et dix centimes pour les enfants des Écoles.

on répand soi-même de l'eau froide sur tout le corps et principalement sur la colonne vertébrale. Une bonne précaution consiste à préparer le soir tout ce qui est nécessaire, afin de pouvoir se tuber au saut du lit, sans craindre de se refroidir.

Soins de la tête. — Pour conserver la tête propre, il est utile de la laver de temps en temps à l'eau et au savon. Les hommes doivent de préférence porter les cheveux courts.

Les objets qui servent à la toilette de la tête sont le peigne et la brosse ; il est mieux de ne pas employer le peigne fin qui a une action irritante et écorche quelquefois la peau. Ces objets doivent être strictement personnels afin d'éviter la transmission par leur intermédiaire des maladies du cuir chevelu telles que la teigne et la pelade, transmission qui se fait quelquefois chez les coiffeurs.

On ne saurait trop s'élever contre le préjugé si répandu, à la campagne surtout, qui fait de la présence des poux la garantie d'une bonne santé. Ces insectes sont au contraire une cause de maladie parce qu'ils provoquent une irritation de la peau qui est entretenue par le grattage et se traduit souvent par des ulcérations et des croûtes.

Il faut se hâter de faire disparaître les poux sans leur donner le temps de se multiplier ; on y parvient aisément en imbibant les cheveux, au moyen d'une éponge ou d'une boulette de coton, avec une solution de sublimé à 1 gr. pour 1.000 gr. d'eau.

Les pellicules, qui sont l'indice d'un état maladif du cuir chevelu et provoquent à la longue la chute des cheveux, doivent être de bonne heure l'objet d'un traitement spécial.

Soins de la bouche. — Les soins de la bouche ont une influence sur la santé en général et sur la conservation des dents en particulier.

La bouche est le vestibule du tube digestif; en la maintenant dans un parfait état de propreté, on empêche les microbes de s'y multiplier et de pénétrer ensuite dans l'organisme. Le nettoyage fréquent de la bouche et de la langue est particulièrement utile chez les personnes atteintes de maladies occasionnant de la fièvre.

Quant aux dents, il est indispensable de les débarrasser des petites parcelles d'aliments qui restent souvent dans leurs interstices, s'y corrompent et contribuent à provoquer la carie. Il importe également d'empêcher la formation à leur base de l'enduit appelé tartre, qui favorise aussi leur altération.

Pour cela on se lavera le matin et le soir la bouche et les dents avec de l'eau rendue antiseptique (1) ou simplement aromatisée, et une petite brosse chargée d'une poudre dentifrice (2). Contrairement à l'opinion générale, le lavage du soir est plus utile encore que celui du matin parce qu'il prévient la fermentation des particules alimentaires restées entre les dents. Cette fermentation se fait surtout pendant la nuit, alors que la salive ne vient plus, comme dans le jour, balayer incessamment la bouche et entraîner les substances altérées.

Le rinçage de la bouche immédiatement après le repas est aussi une excellente mesure qu'il n'est malheureusement pas toujours facile de mettre en pratique.

(1) Eau boriquée, ou contenant, pour un verre, une cuillerée à café d'une solution d'acide phénique à 50 gr. par litre.

(2) On peut se servir d'une poudre composée selon la formule suivante :

Carbonate de magnésie...............	10 gr.
Craie préparée........................	10 gr.
Salol....................................	5 gr.
Menthol................................	0.50 c.

Lorsqu'on a une dent malade, il faut la faire soigner tout de suite ; plus on tarde, plus la carie augmente, et alors qu'au début on aurait pu conserver la dent par l'obturation de l'orifice, on se voit souvent obligé de la faire enlever. Il est même préférable de ne pas attendre pour se soigner d'être averti par la douleur de l'existence du mal, mais de se soumettre tous les six mois ou tous les ans à l'examen d'un dentiste qui peut ainsi intervenir presque toujours à temps.

Ces précautions si simples permettent aux personnes prédisposées à la carie d'éviter des douleurs parfois très vives et de conserver leurs dents.

CHAPITRE X

VÊTEMENTS

Les vêtements protègent le corps contre les influences extérieures : ils le préservent du froid en empêchant la déperdition de sa chaleur naturelle, et le garantissent par leur interposition des ardeurs du soleil.

On emploie pour la fabrication des vêtements des matières végétales, telles que le lin, le chanvre, le coton, dont on fait des toiles, et des matières animales, comme la laine, la soie et les fourrures.

Les toiles, celles de chanvre et de lin surtout, sont d'un usage agréable ; l'air circule facilement au travers ; elles ne sont pas chaudes et leur principal avantage est de mettre en contact avec la peau un tissu qui peut être facilement nettoyé.

Les étoffes de laine sont chaudes et douces ;

elles retiennent dans leurs mailles une certaine quantité d'air qui transmet mal la chaleur et forme autour du corps une enveloppe isolante. C'est pourquoi la laine s'oppose plus que la toile au refroidissement rapide. Aussi la flanelle, tissu de laine léger, est très utile à toutes les personnes qui se livrent à des exercices violents.

Quand on met les uns sur les autres plusieurs vêtements, on obtient une chaleur plus grande, non seulement parce qu'on augmente l'épaisseur totale de l'enveloppe, mais parce qu'il y a entre chaque vêtement une couche d'air qui empêche la déperdition de la chaleur.

Pour le même motif, plusieurs feuilles de papier placées sous un vêtement peuvent protéger contre le froid.

Mais tout en conservant la chaleur naturelle, les vêtements ne doivent pas faire obstacle à l'évaporation de la sueur dont l'élimination a lieu d'une façon constante à la surface de la peau. Les tissus de caoutchouc, qui, en raison de leur imperméabilité absolue, s'opposent à cette évaporation, ne se prêtent donc pas à la confection de vêtements hygiéniques. Une personne qui porte un manteau de caoutchouc complètement fermé se trouve, au bout de peu de temps, dans un véritable bain de vapeur. Cet inconvénient n'existe pas avec les pèlerines sans manches, sous lesquelles l'air peut circuler et qui rendent au contraire des services.

Les vêtements trop serrés au cou et à la ceinture gênent la respiration et les mouvements. Les jarretières font obstacle à la circulation du sang et contribuent à la production des varices; il faut les remplacer par des jarretelles prenant leur point d'appui sur d'autres vêtements.

Enfin on doit éviter de trop se couvrir : les personnes qui ont cette fâcheuse habitude sont beaucoup plus que les autres sujettes au refroidissement.

Lorsqu'ils ont été portés pendant un certain temps, les vêtements, et surtout ceux qui sont en rapport direct avec la peau, sont pénétrés par la sueur et salis par les poussières. Le changement fréquent de linge est donc nécessité par l'hygiène au moins autant que par les convenances.

CHAPITRE XI

EXERCICE. — REPOS

Les exercices physiques ont de nombreux avantages : ils rendent la respiration plus active et augmentent son effet utile ; ils développent la capacité des poumons et la largeur de la poitrine ; ils excitent l'appétit, favorisent l'assimilation des substances alimentaires nécessaires à l'organisme et l'élimination des déchets ; ils améliorent en un mot le fonctionnement de tous les organes. Par l'exercice les muscles se fortifient, le corps entier devient plus robuste et plus beau.

Les principaux exercices sont : la marche, la course, la gymnastique, l'escrime, la boxe, le canotage, la natation, l'usage de la bicyclette et les jeux de toute sorte. Tous sont excellents, mais à une condition essentielle qui est de ne jamais dépasser la limite marquée par la fatigue. Autant l'exercice est utile, autant le surmenage est fâcheux. Ainsi la bicyclette, très en honneur depuis quelques années, devient nuisible lorsqu'on se laisse entraîner (le plus souvent par amour-propre) à faire un nombre de kilomètres supérieur à celui qu'on pourrait parcourir sans peine ; cet excès peut avoir, pour le cœur en particulier, de réels inconvénients. Il faut donc, quel que soit le sport auquel on se livre, s'arrêter aussitôt qu'on éprouve de la lassitude et ne pas chercher à prolonger l'effort.

Nous devons également faire dans notre vie une part suffisante au repos et surtout au sommeil, qui en est la forme la plus complète. Il faut lui consacrer sept à huit heures et, autant que possible, en été principalement, se coucher tôt et se lever de bonne heure.

CHAPITRE XII

TABAC

Le tabac contient une substance qui est un poison, la *nicotine*, et à laquelle sont dus les effets fâcheux qu'il produit parfois. Chez quelques personnes il détermine des palpitations et des vertiges; il provoque chez d'autres des nausées et des vomissements; chez presque toutes, il rend la bouche mauvaise et communique à l'haleine une odeur particulière.

Il serait donc évidemment préférable de ne pas fumer, mais l'habitude en est tellement répandue, elle est pour tant de gens si impérieuse, que l'hygiène ne peut que se borner à en atténuer les inconvénients. Elle recommande donc de fumer le moins possible et de préférence la cigarette ou la pipe à long tuyau, afin de ne pas avaler le liquide qui résulte du mélange de la salive et du tabac. Le cigare fatigue davantage; c'est lui surtout qui cause les palpitations. Il vaut mieux ne pas fumer dans les appartements pour ne pas en vicier l'air.

La coutume de priser est plus malpropre que nuisible; quant à celle de chiquer, elle est dégoûtante et dangereuse parce qu'elle facilite plus que toute autre l'absorption de la nicotine : elle provoque parfois des accidents d'empoisonnement.

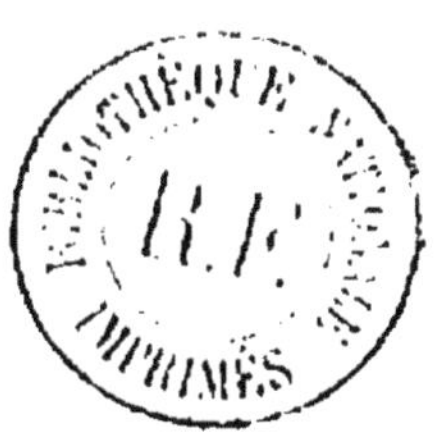

FIN

TABLE DES MATIÈRES

Poitiers. — Imp. BLAIS et ROY, 7, rue Victor Hugo, 7.

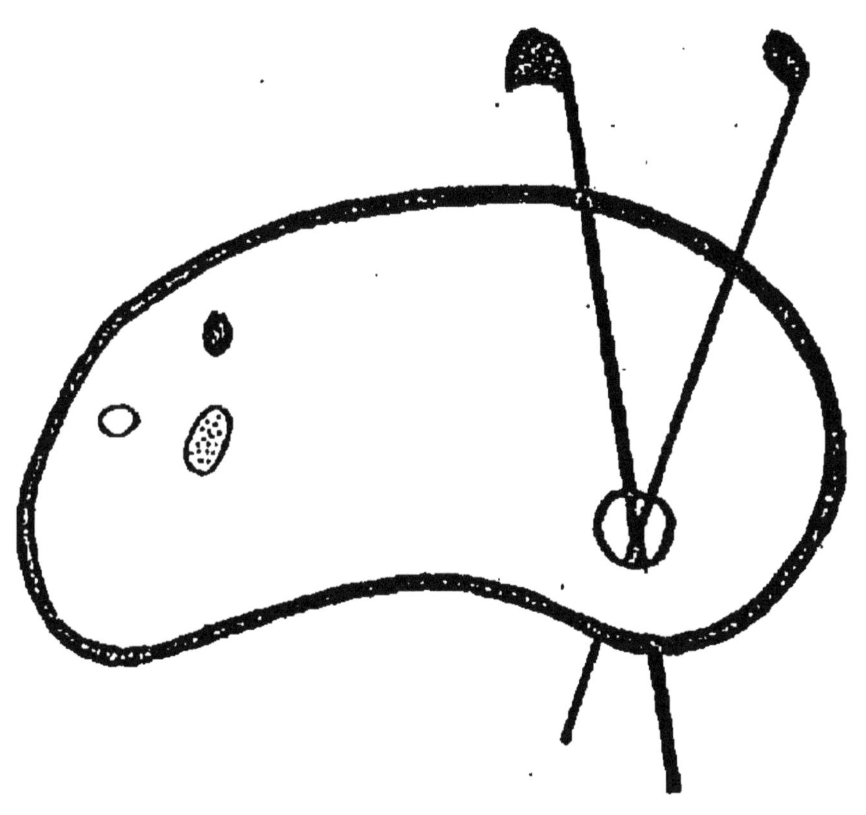

www.ingramcontent.com/pod-product-compliance
Ingram Content Group UK Ltd.
Pitfield, Milton Keynes, MK11 3LW, UK
UKHW012037240726
13965UKWH00003B/867

9 782013 544849